造口患者护理图解

ZAOKOU HUANZHE HULI TUJIE

羡红涛 杨 洋 王欣然 主编

中国科学技术出版社
·北京·

图书在版编目（CIP）数据

造口患者护理图解 / 羡红涛，杨洋，王欣然主编 . —北京：中国科学技术出版社，2018.11

ISBN 978-7-5046-8148-5

Ⅰ . ①造… Ⅱ . ①羡… Ⅲ . ①造口术－护理－图解 Ⅳ . ① R476.6-64

中国版本图书馆 CIP 数据核字（2018）第 209707 号

策划编辑	张　晶　孙若琪
责任编辑	张　晶　高　磊
装帧设计	华图文轩
责任校对	蒋宵宵
责任印制	马宇晨

出　　版	中国科学技术出版社
发　　行	中国科学技术出版社有限公司发行部
地　　址	北京市海淀区中关村南大街 16 号
邮　　编	100081
发行电话	010-62173865
传　　真	010-62173081
网　　址	http://www.cspbooks.com.cn

开　　本	787mm×1092mm　1/16
字　　数	111 千字
印　　张	6.5
版　　次	2019 年 8 月第 1 版
印　　次	2019 年 8 月第 1 次印刷
印　　刷	河北鑫兆源印刷有限公司
书　　号	ISBN 978-7-5046-8148-5/R · 2326
定　　价	89.00 元

编者名单

主　编　羡红涛　杨　洋　王欣然

编　者（以姓氏笔画排序）

王　毅　王欣然　刘佩华　杨　洋

冷丹丹　张　宇　张连蕊　张晓雪

邵银芳　赵晓维　钟丽霞　宣　琪

羡红涛

顾　问　李　非　韩斌如

前 言

接受了肠造口手术的患者不仅要对造口进行日常管理，并且还要面对造口对生活起居、社会交往造成的影响及心理负担等诸多问题。如果患者及其家属对相关知识有所了解，并且掌握一些应对之法，将有助于提高患者的生活质量和生存质量。首都医科大学宣武医院专业造口护理团队总结了 10 多年造口护理、康复及并发症防治等相关的临床护理经验，整理近 150 幅图片资料，收集精选近百位造口患者遇到的棘手问题，本着实用性、系统性、可读性、可视性的原则，精心编写了这本《造口患者护理图解》。

本书共分 3 章，其中第一章"日常护理跟我学"是将造口患者日常护理中最关键的护理内容，如造口袋佩戴、更换流程及造口灌洗方法等，以图文并茂的形式呈现在读者眼前，文字详解护理要点，图片展示关键步骤，为读者提供直观、翔实的分步操作方法。第二章"造口问题早知道"是将造口并发症通过照片展示和言简意赅的文字描述，让读者学会看图识别、发现造口的异常表现，以便做到并发症被早发现、早治疗。第三章"您的问题我来答"中的疑问均来自造口患者，我们选出常见的近百个问题进行分类整理，给出通俗易懂的专业回答，让遭遇不同问题的患者能快速找到相应的答案。同时，本书还融合数字化出版、移动端阅读、扫码观看视频讲解的功能，在纸质书中嵌入二维码。您可以通过扫二维码随时观看造口治疗师讲解的视频，实现在纸质书里"看"视频、让专业造口护理团队随时守护在您身旁的愿景。

本书在编写过程中，承蒙中国科学技术出版社、医视科技（北京）有限公司给予的大力支持，在此表示衷心的感谢。书中如有不当之处，恳请读者批评指正。

首都医科大学宣武医院普通外科

姜红涛造口护理工作室

2019 年 7 月

目　录

第一章　日常护理跟我学

第二章　造口问题早知道

第三章　您的问题我来答

第一章　日常护理跟我学

一、认识肠造口

1．什么是肠造口

肠造口（图1-1）是常见的外科手术之一，是用人为的方法将肠腔与体外相通的手术。由于手术改变了正常排便途径，术后不能随意控制粪便的排出，从而使患者的身心康复受到影响，生活质量明显下降。

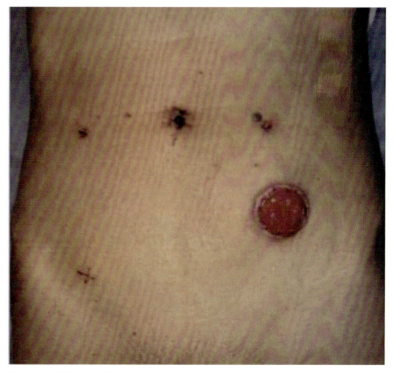

图 1-1　肠造口外观

2．肠造口有哪些类型

（1）按时间分类

①临时性造口：当部分肠道中出现问题时，如肠梗阻、肠瘘等，肠管可能需要暂时减少或停止内容物通过，在其近端制作的造口通常为临时造口。根据病情变化，这个造口可能需要数周、数月甚至数年愈合。最终临时造口会被回纳，并恢复正常的肠道运动。

②永久性造口：当结肠或直肠的末端发生病变时，需要创建永久性造口，并全部移除或者永久性绕过病变的部位。该造口可以为粪便提供一个出口，以后也不会闭合。

（2）按造口部位分类（图1-2）

①升结肠造口。

②回肠造口。

③横结肠造口。

④乙状结肠造口。

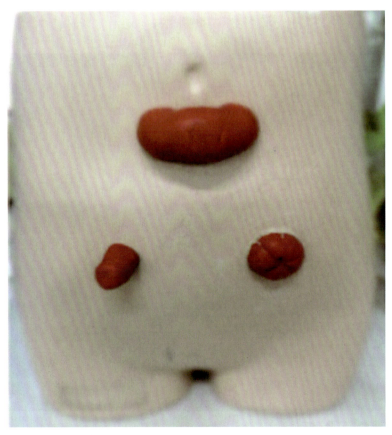

图1-2　造口部位

（3）按造口的方式分类

①端式造口（图1-3）：在腹壁仅做一个开口，通常先切除病变的肠段，游离近端肠道，通过切口拉出腹壁，黏膜外翻并与腹壁缝合。然后远端肠管移除或封闭于腹腔内。端式造口多数为永久性造口，常用来治疗直肠癌或肛门部恶性肿瘤及无法恢复的直肠、肛门病变。

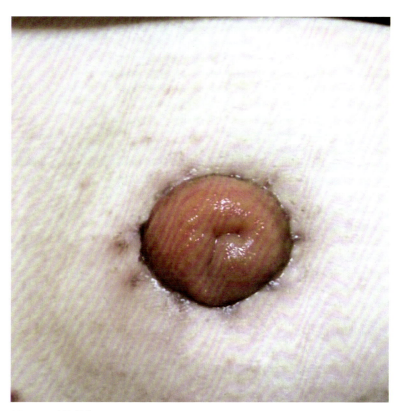

图 1-3　端式造口

②袢式造口（图1-4）：手术时，将一段肠道经切口拉到腹壁表面，用支撑棒或支撑架支持，以防止其缩回至腹腔内。支架通常放置10天左右，纵向切开腹壁，黏膜外翻形成两个切口，分层缝合，固定于腹壁。近端为功能袢，远端为非功能袢。

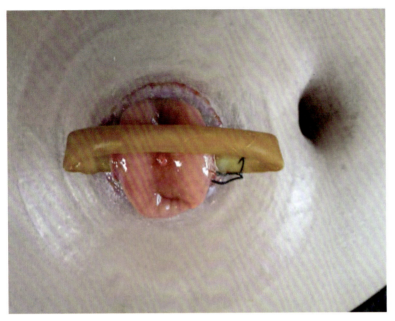

图 1-4　袢式造口

二、学会佩戴、更换造口袋

1. 怎样正确佩戴造口袋

（1）清洗皮肤（图 1-5）：使用温水清洁造口，擦干造口周围皮肤，并保持清洁干燥。不宜使用消毒剂等清洗皮肤，以避免皮肤干裂，造成皮肤损伤。

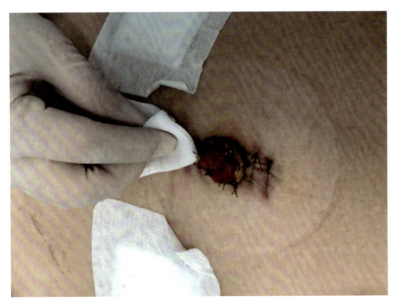

图 1-5　清洗皮肤

（2）正确裁剪造口底盘中心孔：使用造口测量尺测量造口大小（图1-6），将测量的尺寸在造口底盘上做标记（图1-7）。底盘中心孔需与造口形状匹配，不能太大也不能太小，一般以造口底盘开孔直径大于造口直径 1 ～ 2 mm 为宜。

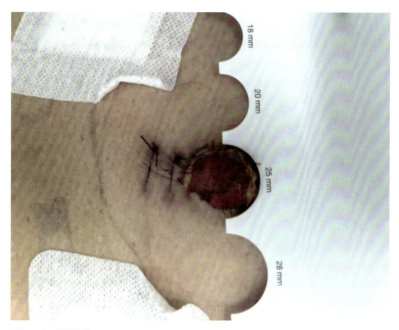

图 1-6　测量造口

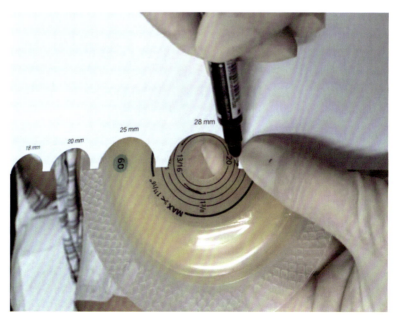

图 1-7　在造口底盘上标记测量尺寸

（3）粘贴造口袋：自下而上地粘贴底盘（图 1-8），以双手示指由内向外按压底盘使其与皮肤紧密黏合（图 1-9）。用手掌心轻轻按压底盘约 10 分钟，以充分发挥底盘热塑性，加强黏合力。如果看不到造口可用镜子辅助。

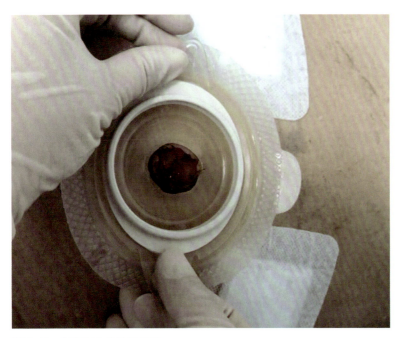

图 1-8　自下而上地粘贴底盘

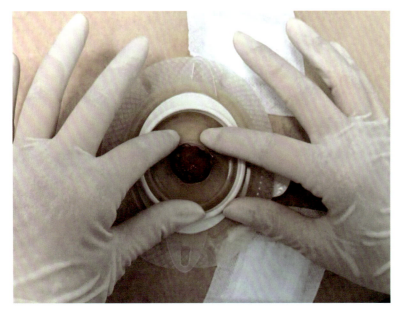

图 1-9　以双手示指由内向外按压底盘

2．怎样正确揭除造口袋

（1）揭除方法（图 1-10）：一只手轻握造口底盘揭除手柄，另一只手轻轻按压皮肤，使造口底盘缓慢、轻柔地自上而下环形揭除，避免暴力揭除造口底盘。定期更换用品并采用轻柔的揭除方法，可以最大限度地减少对造口周围皮肤的牵拉和刺激，保持皮肤健康。

（2）注意事项：如果患者感觉到造口底盘下的皮肤出现痒、疼痛等不适感，建议及时更换造口袋。

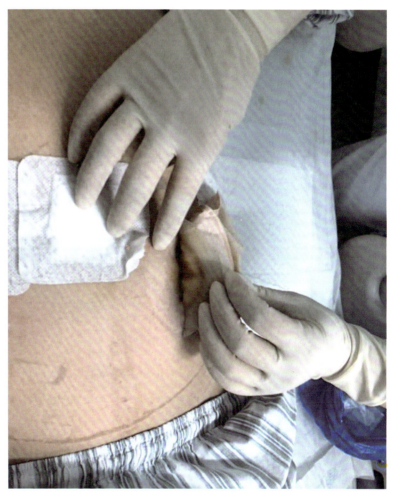

图 1-10　揭除方法

3．为什么要检查造口周围皮肤及底盘

（1）检查皮肤是否正常（图 1-11）：正常的造口周围皮肤应与对侧腹部皮肤颜色一致，没有明显的颜色改变或皮肤损伤。

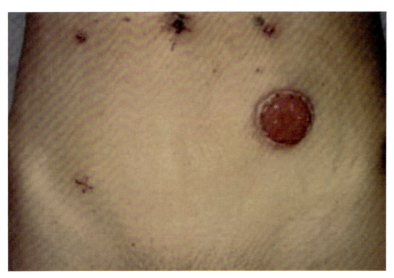

图 1-11　正常的造口周围皮肤

（2）检查造口底盘：检查造口底盘背面的黏胶是否有腐蚀或排泄物残留（图 1-12），并检查造口周围皮肤是否发红或破损，注意皮肤改变的形状是否与黏胶的腐蚀形状相匹配（图 1-13），以确定渗漏的原因。必要时可以使用镜子辅助检查。

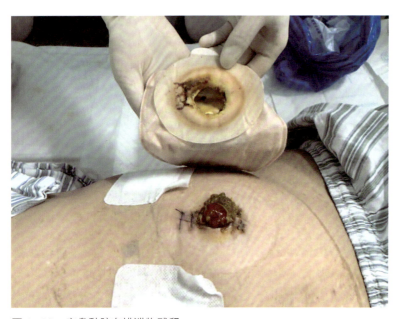

图 1-12　底盘黏胶有排泄物残留

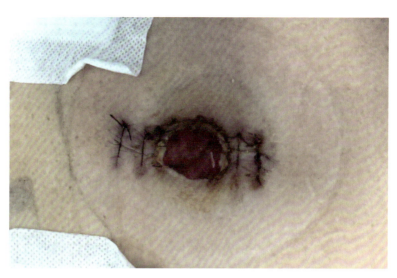

图 1-13 皮肤与底盘黏胶腐蚀形状相匹配

4. 如何更换造口袋

（1）准备用物（图 1-14）：更换造口袋前先准备好用物，包括造口专用小毛巾、盆、造口袋、剪刀、造口尺、记号笔、报纸、垃圾袋，如有必要还要准备造口附件产品。

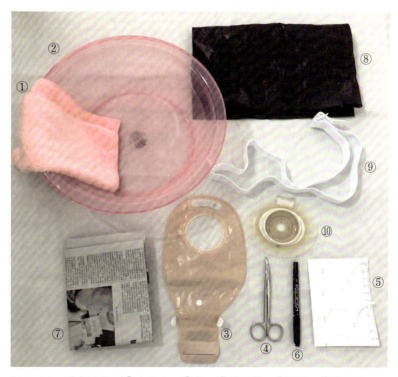

图 1-14 准备用物（①小毛巾；②盆；③造口袋；④剪刀；⑤造口尺；⑥记号笔；⑦报纸；⑧垃圾袋；⑨造口腰带；⑩底盘）

（2）揭除旧造口袋（图1-15）：将报纸垫于患者身下，揭除旧造口袋时应自上而下，轻柔揭除，以免污染衣物。

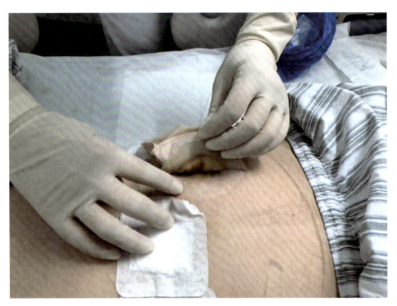

图1-15　揭除旧造口袋

（3）检查造口底盘及造口周围皮肤：检查造口底盘背面的黏胶是否有腐蚀或排泄物残留（图1-16），并检查造口周围皮肤是否发红或破损，注意皮肤改变的形状是否与黏胶的腐蚀形状相匹配（图1-17），以确定渗漏的原因。

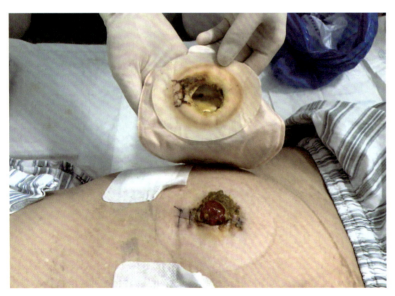

图1-16　底盘黏胶有排泄物残留

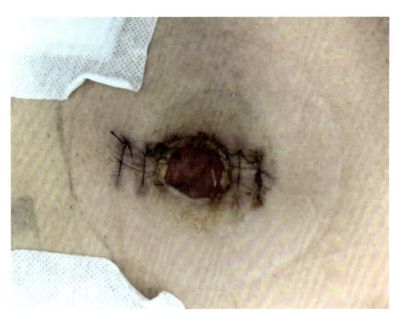

图 1-17 皮肤与底盘黏胶腐蚀形状相匹配

（4）清洗皮肤（图 1-18）：用温水清理干净造口周围皮肤，充分晾干。勿用皮肤消毒剂。

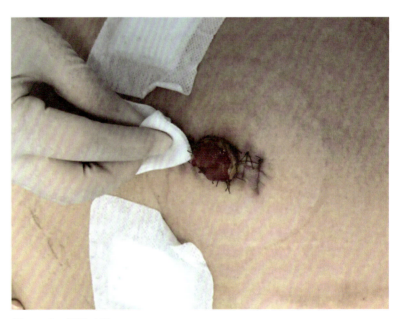

图 1-18 清洗皮肤

（5）测量造口（图1-19）：使用造口测量尺测量造口大小。

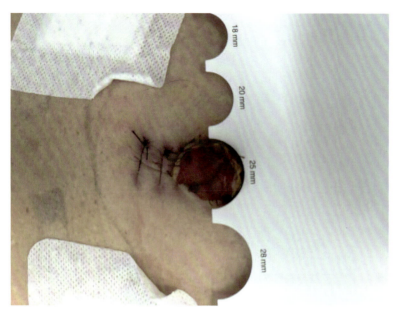

图1-19　测量造口

（6）进行标记（图1-20）：将测量的尺寸标记在造口底盘上。

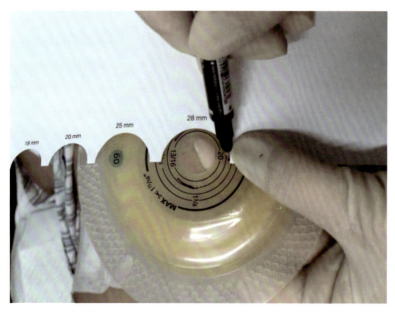

图1-20　进行标记

（7）剪裁造口底盘（图 1-21）：按标记进行剪裁，与造口形状匹配，不能太大也不能太小，如果造口底盘开口剪裁过大，排泄物长期浸渍造口周围皮肤，易引起皮肤破损；如果剪裁过小，底盘摩擦造口黏膜，易引起造口黏膜破溃出血、水肿等。因此，以造口底盘开孔直径大于造口直径 1 ～ 2 mm 为宜。

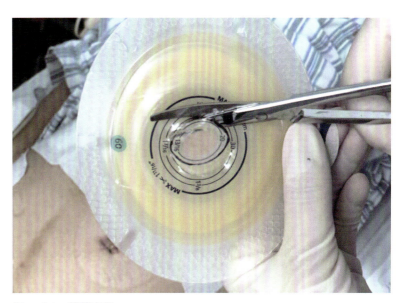

图 1-21　剪裁底盘

（8）粘贴底盘（图 1-22）：自下而上地粘贴底盘，如果看不到造口可用镜子辅助。

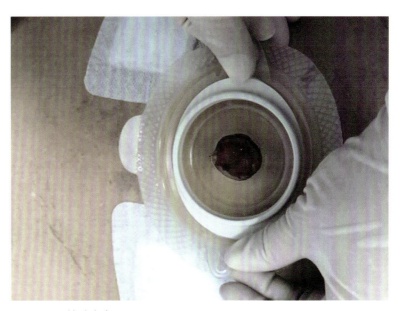

图 1-22　粘贴底盘

（9）按压底盘（图 1–23）：以双手示指由内向外按压底盘使其与皮肤紧密黏合。用手掌心轻轻按压底盘约 10 分钟，以充分发挥底盘热塑性，加强黏合。

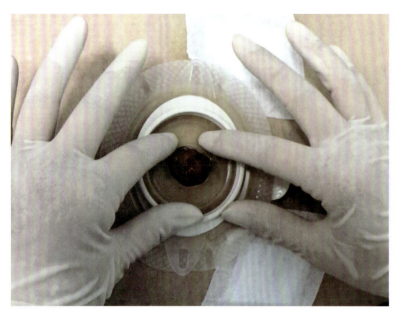

图 1–23　按压底盘

（10）安装造口袋（图 1–24）。

（11）安装便夹（图 1–25）。

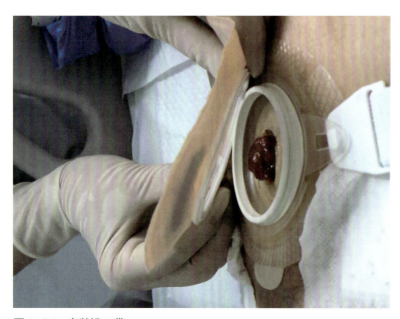

图 1–24　安装造口袋

请扫码观看造口袋更换注意事项的详细讲解视频

请扫码观看学会更换造口袋的详细讲解视频

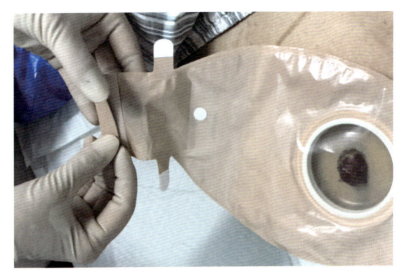

图 1-25　安装便夹

三、识别造口袋及附件产品

1. 识别造口袋种类

目前国内可购买到的造口袋种类较多。依据排放口可分为闭口袋、开口袋和尿路造口袋；依据设计可分为一件式和二件式造口袋；依据材质分为透明和不透明造口袋；依据底盘形状可分为凸面和平面造口袋；依据是否含碳片分为含碳片和不含碳片造口袋。

（1）依据排放口分类：可分为闭口袋、开口袋和尿路造口袋。

①闭口袋（图 1-26）：适用于每天更换造口袋不超过 1 次的情况使用。

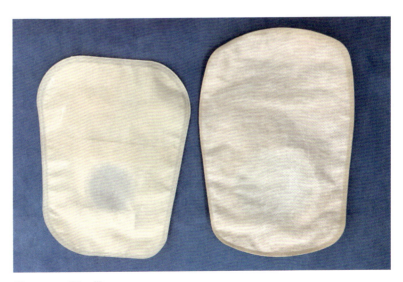

图 1-26　闭口袋

②开口袋（图 1-27）：适用于半成型粪便或液性粪便，可以按需要经常排空造口袋。

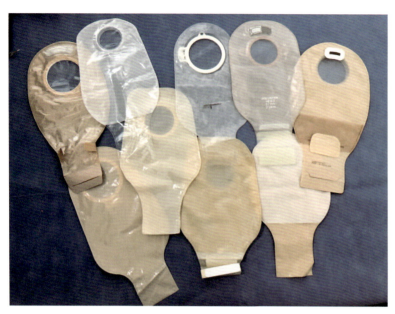

图 1-27　开口袋

③尿路造口袋（图 1-28）：可以排出尿液、引流液，有防反流装置，能连接引流袋。

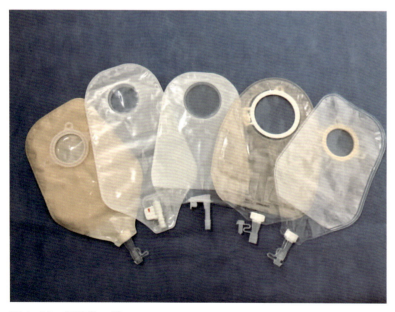

图 1-28　尿路造口袋

（2）依据设计分类：分为一件式造口袋和两件式造口袋。

①一件式造口袋（图 1-29）：通常是一次性的，可有剪定的开口，简单易用。

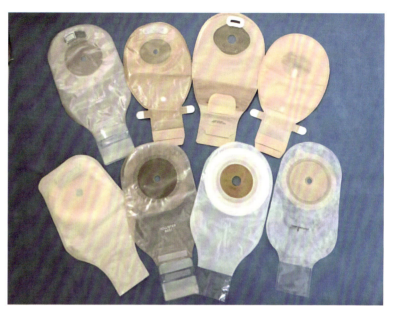

图 1-29　一件式造口袋

②两件式造口袋（图 1-30）：造口袋与底盘可分开，不用撕开底盘便可护理造口，造口袋更换方便。

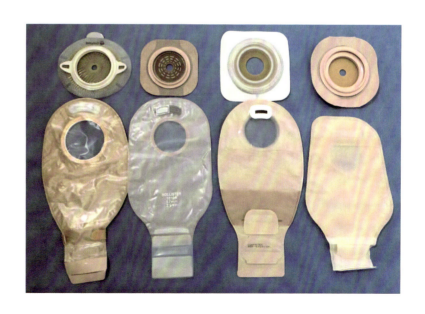

图 1-30　两件式造口袋

（3）依据材质分类：可分为透明造口袋和不透明造口袋。

①透明造口袋（图 1-31）：便于观察，易于清洗，更换方便。

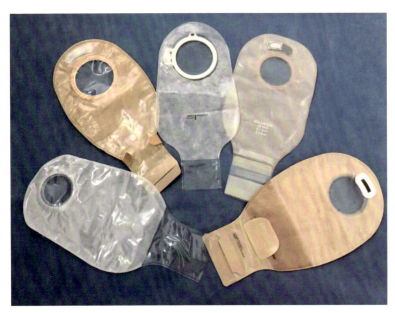

图 1-31　透明造口袋

②不透明造口袋（图 1-32）：隐蔽性好。

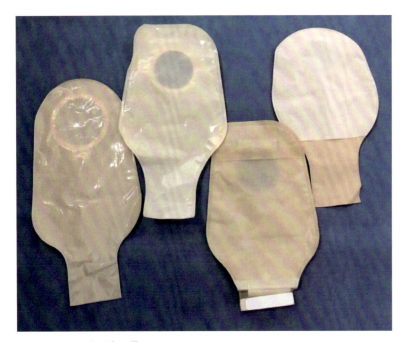

图 1-32　不透明造口袋

（4）依据底盘形状分类：可分为平面底盘造口袋（图1-33）和凸面底盘造口袋（图1-34）。

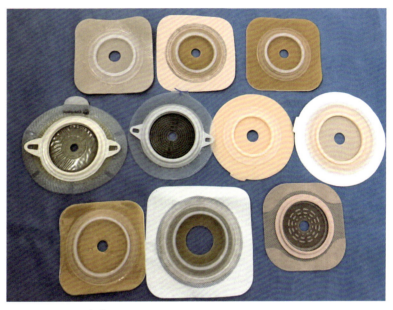

图1-33　平面底盘

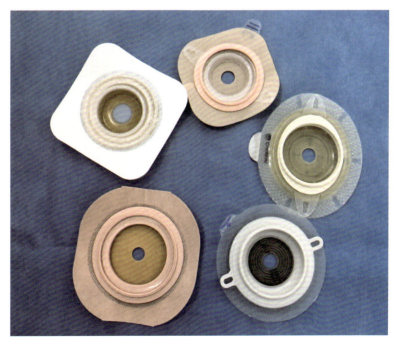

图1-34　凸面底盘

（5）依据是否含有碳片分类：可分为含碳片造口袋（图1-35）和不含碳片造口袋（图1-36）。

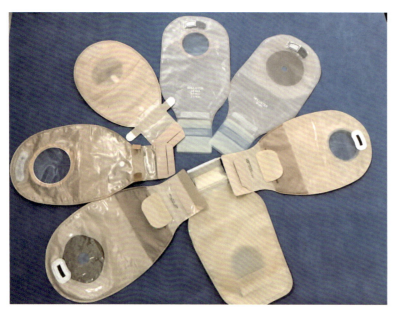

图 1-35　含碳片造口袋

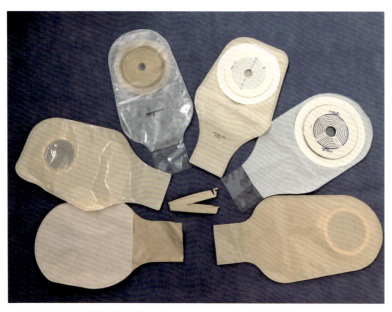

图 1-36　不含碳片造口袋

2. 学会使用附件产品

（1）造口护肤粉（图1-37）

1）作用：①用于治疗早期皮肤问题，如红肿、刺痛、痒及湿疹；②有窦道时把造口护肤粉撒入窦道，有止血作用。

2）适合人群：肠造口患者、尿路造口患者和轻微皮肤问题患者。

3）使用方法：①清洗造口周围皮肤，致无异物；②将造口护肤粉均匀撒在皮肤上，保持3～5分钟；③覆盖防漏膏或透明贴；④粘贴造口底盘。

4）注意事项：造口护肤粉为非灭菌产品，不应用于免疫系统受损或药物引起免疫系统抑制的造口患者，也不应用于早产儿或正在保温箱接受护理的婴儿。

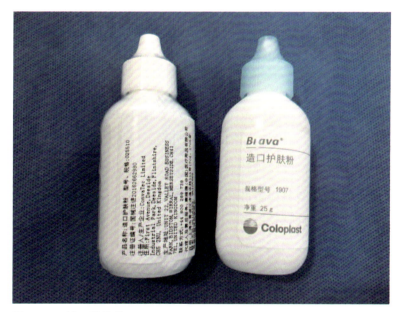

图1-37　造口护肤粉

（2）皮肤保护膜（图1-38）

1）作用：保护皮肤免受排泄物的浸渍和损伤。

2）使用方法：①在需要保护的皮肤上均匀涂抹，数秒后干燥，再均匀涂抹第2次、第3次；②在未完全变干时粘贴造口盘会增加底盘粘贴力。

3）注意事项：皮肤保护膜为非灭菌产品，部分产品含有乙醇，涂抹在破损皮肤上会有刺痛感。

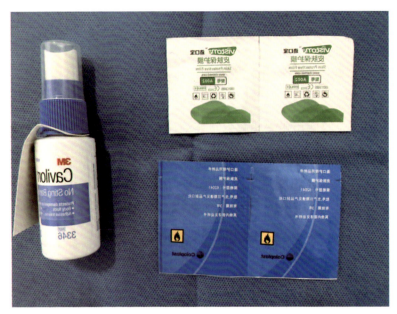

图 1-38 皮肤保护膜

（3）防漏膏、防漏条、防漏贴环（图 1-39）

1）作用：可以填充造口周围凹陷，保持造口周围皮肤平整，预防渗漏；可以吸收皮肤及排泄物水分，保持造口周围皮肤干燥。不可直接涂在开放性伤口或溃疡处，若涂在破损皮肤上会有短暂的刺痛感。

2）使用方法：

①防漏膏：直接挤压在皮肤凹陷处或造口黏膜周围，用湿棉签抹平，然后佩戴造口袋。

②防漏条：根据需要塑形后粘贴，其硬度大于防漏膏，支撑作用更强，用于填平造口周围皮肤较深的凹陷和褶皱。

③防漏贴环：可以直接使用无须塑形，质地柔软可自由加工，适合在造口周围凹凸不平的部位使用。

3）注意事项：均为非灭菌产品，不应用于免疫系统受损或药物引起免疫系统抑制的造口患者，也不应用于早产儿或正在保温箱接受护理的婴儿。

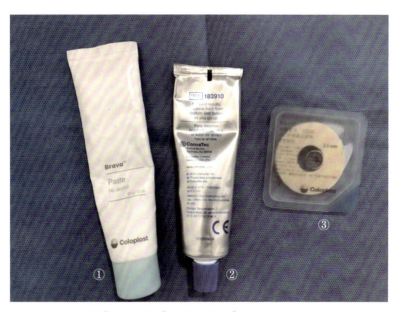

图 1-39　防漏膏①、防漏条②、防漏贴环③

（4）造口腰带（图 1-40）

1）作用：固定造口底盘，减少身体活动对底盘的影响，增加造口患者的安全感；凸面底盘造口袋和两件式造口袋必须常规佩戴造口腰带。

2）使用方法：根据腰围调整腰带长度，将卡扣扣于造口底盘上。

3）注意事项：卡扣朝外。

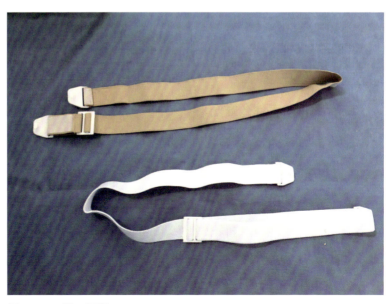

图 1-40　造口腰带

（5）造口弹力腹带（图 1-41）：造口弹力腹带是使用聚乙烯造口圈压住造口袋底板，减少底板与皮肤之间的空隙，使底板与皮肤粘贴更紧密，减少造口袋的渗漏。可以延长造口袋的使用寿命，降低费用。造口弹力腹带能增加腹壁强度，阻挡疝内容物突出，尤其对造口疝＜ 10 cm 且平卧时肿块完全还纳的患者效果明显。

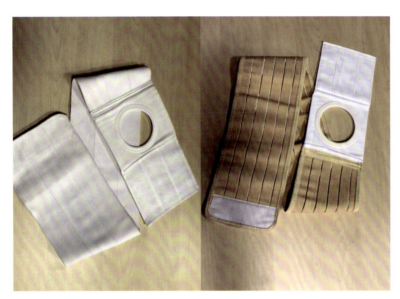

图 1-41　造口弹力腹带

四、结肠灌洗学着做

1. 什么是结肠灌洗

结肠灌洗是指通过造口向结肠内灌入一定量的液体，结肠容受性扩张之后反向性收缩，短时间内较彻底地排出结肠内液体和粪便，两次灌洗之间无粪便排出。

2. 结肠灌洗有什么好处

通过结肠灌洗的方式管理人工肛门，形成与正常人类似的规律排便，减轻肠道异味及粪便溢出，降低造口周围皮肤刺激反应，提高结肠造口患者的生活质量。

3. 什么人能做结肠灌洗

（1）乙状结肠或降结肠永久性端式造口的患者，且患者体质好、精神及情绪稳定、肠道功能正常。

（2）患者能接受灌洗方法，并有能力进行自我调控。

（3）家庭成员支持，有独立卫生间，每日有充足的时间进行结肠灌洗。

4．什么人不能做结肠灌洗

（1）低龄患儿，婴儿容易发生肠穿孔，儿童不能坐太久。

（2）高龄、体弱患者，难以保持体质或精神状态。

（3）暂时性结肠造口患者、升结肠或横结肠造口患者。

（4）肠造口手术前排便无规律患者。

（5）造口脱垂或造口旁疝患者。

（6）结肠持续性病变、广泛的憩室炎、放射性结肠炎、结肠炎（增加肠穿孔的危险）、化疗（增加结肠的脆性，增加肠穿孔的危险）患者。

（7）严重关节炎（动作欠灵活）、帕金森病、瘫痪患者。

（8）潜在液体过多并发症（心脏病或肾病）患者。

以上情况均不宜做结肠灌洗。开始结肠灌洗的时间，应当选择在患者接受肠造口手术身体康复以后。若患者需要进行化疗或放疗，应该在化疗或放疗结束后 3 ～ 6 个月再做结肠灌洗。

5．学做结肠灌洗

（1）准备用物（图 1-42）：包括集水袋、灌洗头、造口底盘、造口腰带、灌洗袖袋、造口袋或纱布、手套、液状石蜡、量筒、温开水、水温计。

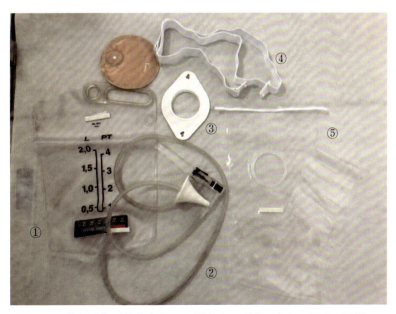

图 1-42 准备用物（①集水袋；②灌洗头；③造口底盘；④造口腰带；⑤灌洗袖袋）

（2）测量水温（图 1-43）：水温在 38 ～ 41℃为宜，温度过低容易引发肠痉挛，温度偏高对肠道刺激作用减弱。

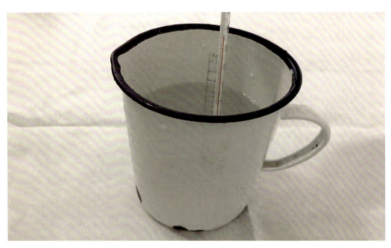

图 1-43　测量水温

（3）注水并悬挂（图 1-44）：向集水袋内注入 1000 ml 温开水，将集水袋挂起，使集水袋液面距结肠造口 40 ～ 60 cm。

（4）安装灌洗袖袋（图 1-45）。

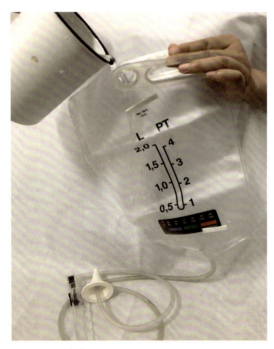

图 1-44　注水

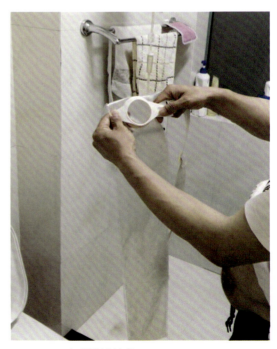

图 1-45　安装灌洗袖袋

（5）佩戴腰带底盘（图1-46）。

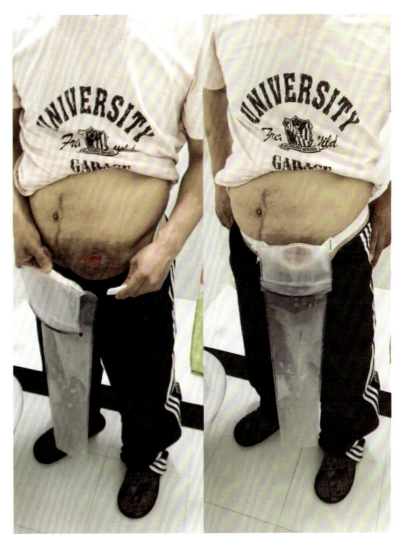

图1-46 佩戴腰带底盘

（6）坐在马桶上或马桶旁椅子上，将灌洗袖袋底端放入马桶中（图1-47）。

（7）打开水流调节器排出管内空气（图1-48）。

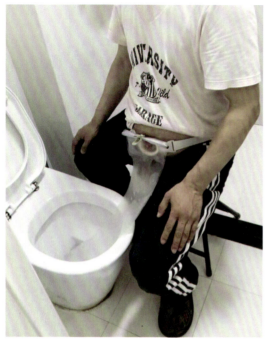

图1-47　将灌洗袖袋底端放入马桶中

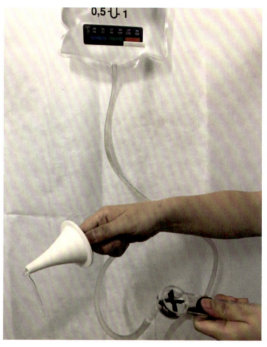

图1-48　排出管内空气

（8）在灌洗头上及造口处涂抹液体石蜡（图1-49，图1-50），并探明造口肠道走向，同时扩张造口（图1-51）。

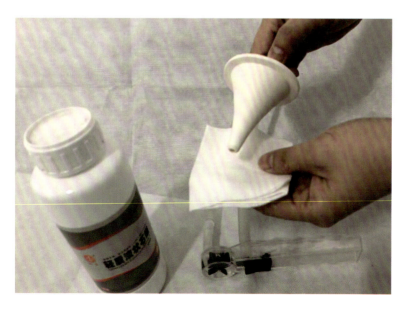

图1-49　在灌洗头上涂抹液体石蜡

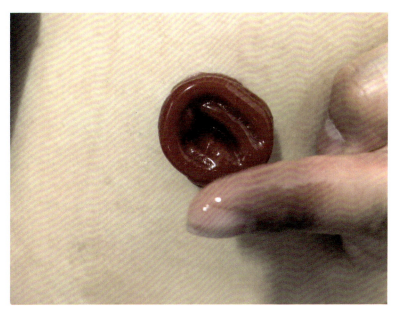

图 1-50　造口处涂抹液体石蜡

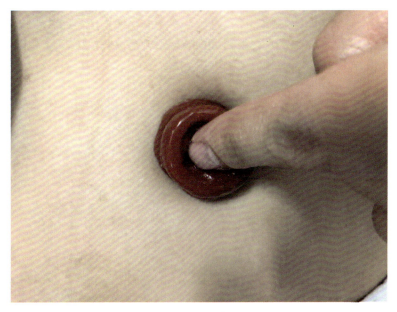

图 1-51　探明造口肠道走向，同时扩张造口

（9）将灌洗头由袖式集粪袋上方的开口处插入造口约 6 cm（图 1-52），用手指固定好灌洗头（图 1-53），防止水从造口处漏出。

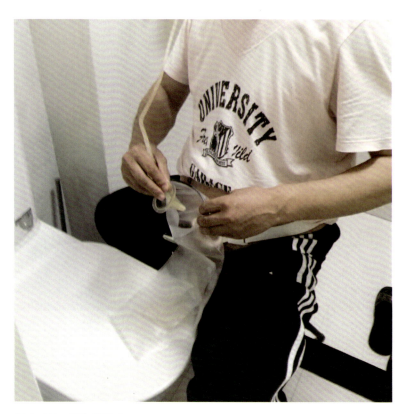

图 1-52 插入灌洗头

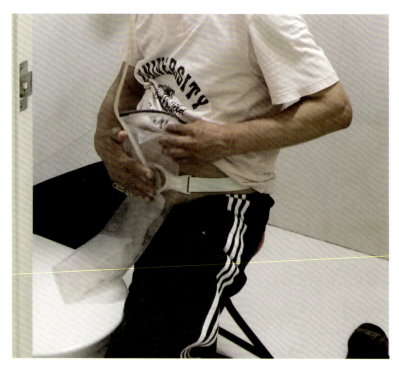

图 1-53 固定灌洗头

（10）打开水流调节器，让水缓慢流入，用 5 ～ 10 分钟注入 1000 ml 水，灌入所需的具体水量需根据患者自身状况确定（图 1-54）。

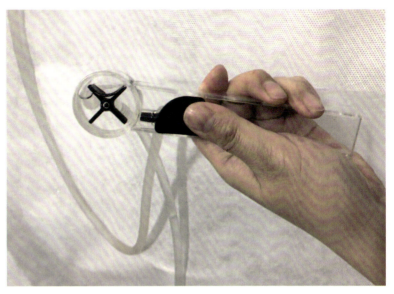

图 1-54　水流调节器

（11）灌完后 2 ～ 3 分钟取出灌洗头（图 1-55），夹闭灌洗袖袋上端开口（图 1-56），防止粪液向上溢出，5 ～ 10 分钟开始排便（图 1-57）。

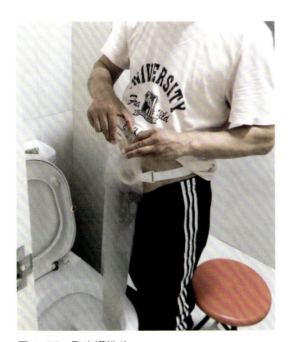

图 1-55　取出灌洗头

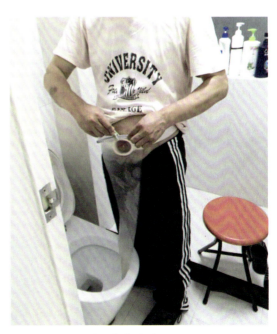

图 1-56　夹闭灌洗袖袋上端开口

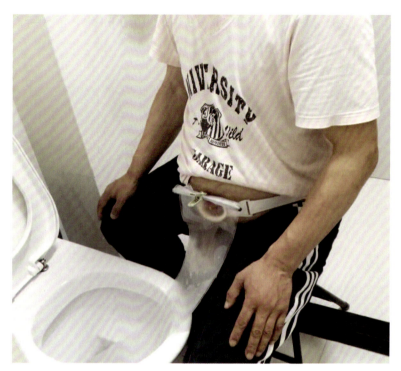

图 1-57 排便

（12）45～60分钟排完粪便，期间夹紧灌洗袖袋的末端，四处走动有助于肠道排空更加彻底（图 1-58）；也可以静坐看书等待（图 1-59）。

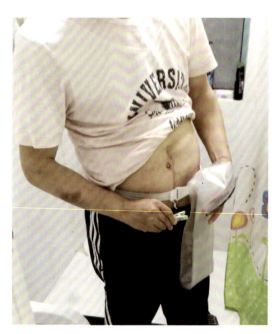

图 1-58 夹紧灌洗袖袋的末端走动

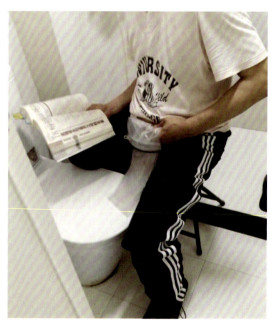

图 1-59 静坐看书等待

（13）排空后，可去除灌洗袖袋，清洗造口周围的皮肤（图1-60），造口处盖洁净纱布（图1-61）或佩戴迷你造口袋（图1-62）。

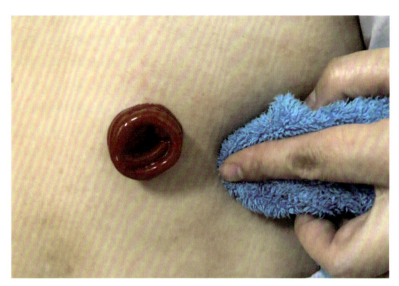

图 1-60　清洗皮肤

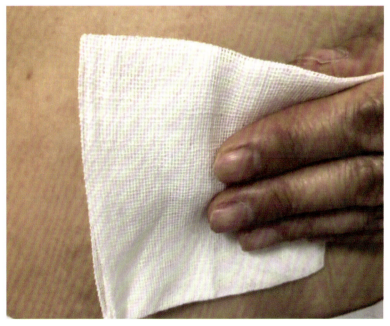

图 1-61　造口处盖洁净纱布

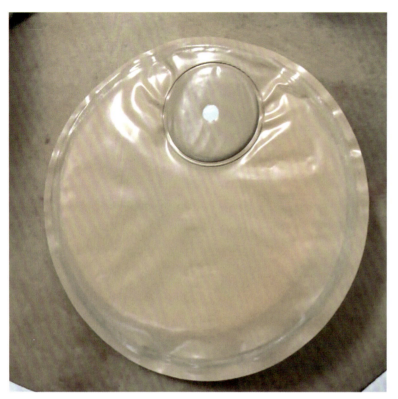

图 1-62　佩戴迷你造口袋

请扫码观看学做结
肠灌洗法的详细讲
解视频

第二章 造口问题早知道

一、造口并发症

1. 造口缺血坏死怎么办

造口缺血坏死是最严重的早期并发症，往往发生在术后 24～48 小时。主要是手术中损伤了结肠边缘动脉，提出肠管时牵拉张力过大，扭曲、压迫肠系膜血管，以及造口孔太小或缝合过紧等原因，影响了肠壁血供，以致肠造口部供血不足，造成肠坏死。造口缺血坏死在临床上可分为轻、中、重度三型。术后必须严密观察造口部位血液循环情况，如有异常应及时做相应的处理。

（1）轻度造口缺血坏死（图 2-1）

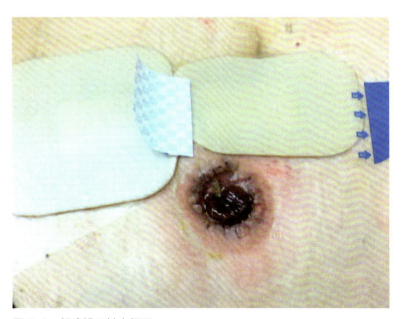

图 2-1　轻度造口缺血坏死

[表现] 造口边缘呈暗红色或黑色，但范围不超过黏膜外 1/3，尚未有分泌物增多和异常臭味，造口皮肤无改变。

[处理] 解除所有压迫造口的物品，用生理盐水冲洗。生理频谱仪照射，每日 2 次，每次 30 分钟，照射后用康复新溶液持续湿敷。

（2）中度造口缺血坏死（图 2-2）

[表现] 造口黏膜外中 2/3 呈紫黑色，有分泌物和异常臭味，但造口中央黏膜仍呈淡红色或红色，用力摩擦可见黏膜出血。

[处理] 处理同轻度造口缺血坏死，待正常和坏死部分的表皮组织出现明确界线后，再清理坏死组织，所造成的缺口可用溃疡粉或溃疡糊等进行适当填补。

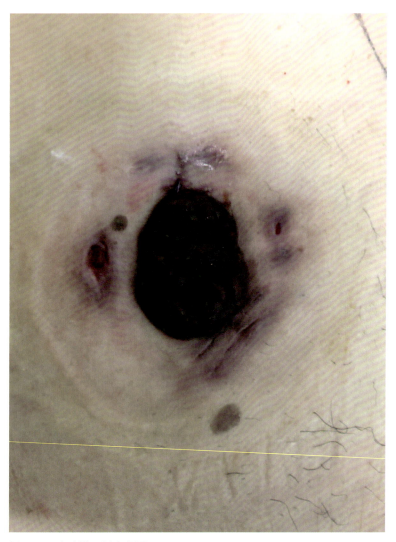

图 2-2　中度造口缺血坏死

（3）重度造口缺血坏死（图 2-3）

[表现] 造口黏膜全部呈漆黑色，有大量异常臭味的分泌物，摩擦黏膜未见出血点。

[处理] 宜行急诊手术，切除坏死肠段，重做肠造口。

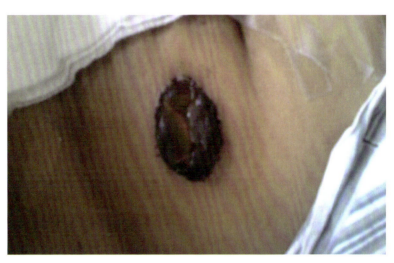

图 2-3　重度造口缺血坏死

2. 造口水肿怎么办

造口水肿（图 2-4）常发生于造口开放初期，较轻的水肿一般不需处理，术后可以自然恢复。如果水肿严重，应检查造口的血供情况，血供良好者可用硫酸镁或 10% 氯化钠液湿敷，使用剪裁口较大的两件式造口袋。

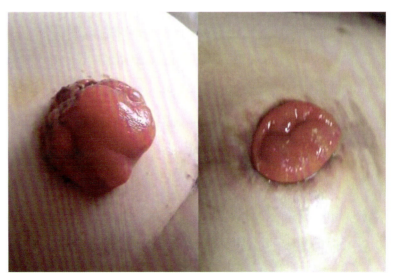

图 2-4　造口水肿

3．造口出血怎么办

[原因]

（1）造口黏膜糜烂。

（2）擦洗造口用物过于粗硬，动作粗暴，力度过大。

（3）造口受到外伤。

（4）肠管内毛细血管破裂（肠道菌群失调严重、腹泻、放疗、化疗等）。

[处理] 较轻的早期造口出血常发生在术后 72 小时左右。造口黏膜轻微出血时（图 2-5），出血量较少，用棉球或纱布做压迫止血即可。造口局部严重出血时（图 2-6），可用止血药、云南白药或局部激光电灼止血，必要时需手术止血。

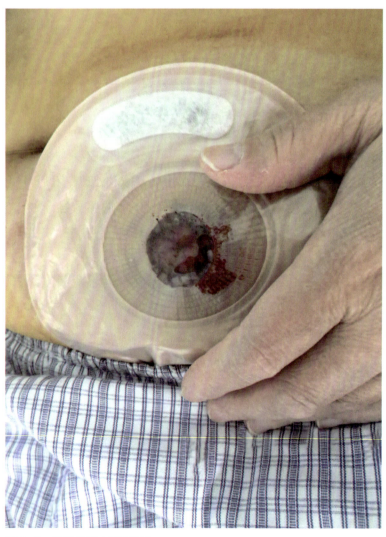

图 2-5　轻微的造口黏膜出血

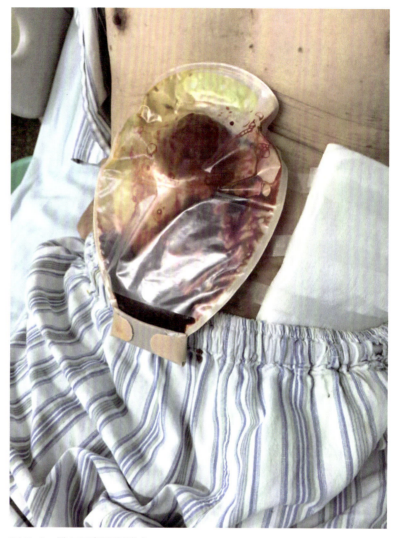

图 2-6　造口局部严重出血

4. 造口黏膜分离怎么办

[原因] 造口处肠壁黏膜部分坏死、造口黏膜缝线脱落、腹压过高、伤口感染、营养不良、糖尿病、长期使用类固醇药物等原因容易造成造口黏膜分离（图 2-7）。

[处理] 用无菌生理盐水将造口冲洗干净，擦干（图 2-8）。表浅者可应用造口护肤粉、防漏膏、藻酸盐、水胶体敷料覆盖分离处，并应用凸面底盘造口袋或一件式造口袋。

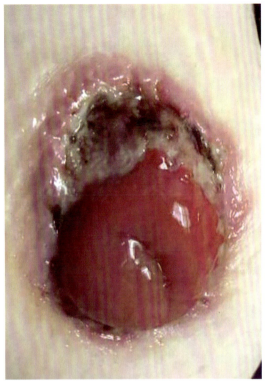

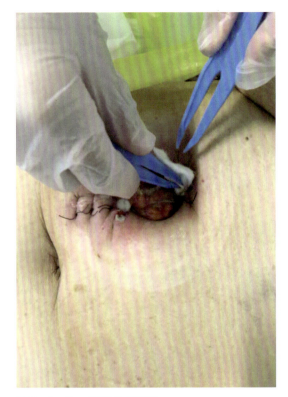

图 2-7 造口黏膜分离　　　　　　　图 2-8 造口黏膜分离处理

5. 造口旁疝怎么办

[原因] 因患者肥胖、腹壁肌肉薄弱或持续性腹压增加导致肠管膨出。

[表现] 造口周围出现不适或肿胀（图 2-9）。造口旁有肿块，站立时出现，平卧时消失。

[处理] 避免增加腹压的活动，以防造口脱垂或疝气。症状轻者可重新选择一件式造口袋（图 2-10），注意避免进行增加腹压的活动，减轻外部压力，同时佩戴腹带扶托。严重者需手术修复。应多吃清淡、易消化的食物，以免排便时过于用力。预防感冒，以免咳嗽。肥胖患者加用造口腹带（图 2-11）。

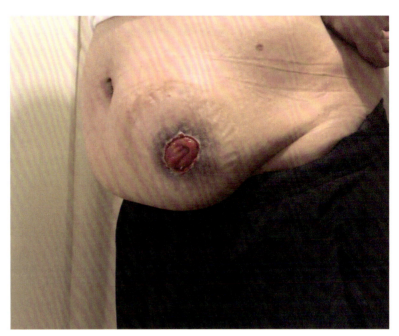

图 2-9 造口旁疝

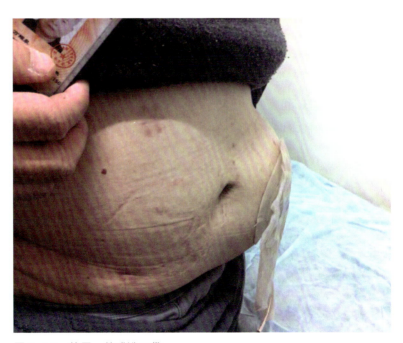

图 2-10 使用一件式造口袋

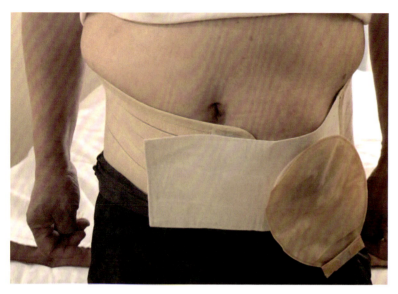

图 2-11　佩戴造口腹带

6. 造口回缩、凹陷怎么办

[原因]造口回缩、凹陷(图 2-12)因造口周边愈合不良,导致瘢痕组织形成(图 2-13)。或因体重急剧增加等,导致造口内陷(图 2-14),低于皮肤表层,容易引起渗漏。

[处理]一般情况建议使用轻柔凸面底盘或防漏膏(条)配合一般的造口袋(图 2-15)。皮肤有损伤者,可应用造口皮肤粉或无痛保护膜。皮肤有持续损伤的乙状结肠造口者,可考虑用结肠灌洗法。减轻体重。严重病例可能需要手术。

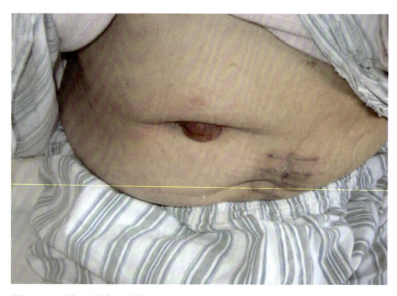

图 2-12　造口回缩、凹陷

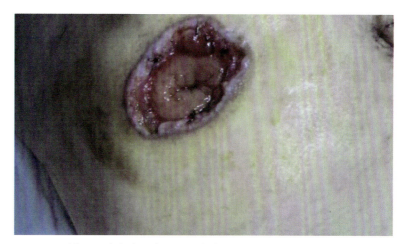

图 2-13　造口周边愈合不良，导致瘢痕组织形成

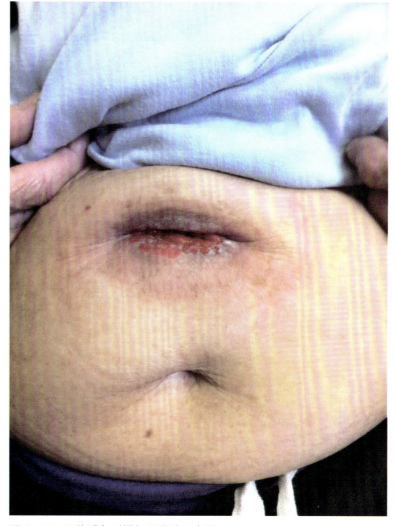

图 2-14　因体重急剧增加导致造口内陷

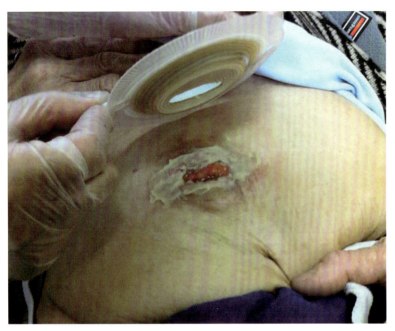

图 2-15　凸面底盘＋防漏膏

7. 造口脱垂怎么办

[原因]　造口脱垂（图 2-16）主要是因为肠管固定于腹壁不牢及腹壁肌层开口过大，肠管由造口内向外翻出来，可由数厘米至 20 cm，可引起水肿、出血、坏死、溃疡等。

[处理]　应在医护人员指导下进行处理。轻者平躺放松，戴上手套，用生理盐水纱布覆盖，缓慢地将脱垂肠造口推回腹腔内，用弹性绷带对肠造口稍加压，防止再脱垂。严重者要切除脱垂的肠段，重新做肠造口。宜选用一件式造口袋（图 2-17），禁用卡环式造口袋，注意有无肠梗阻的症状和体征。

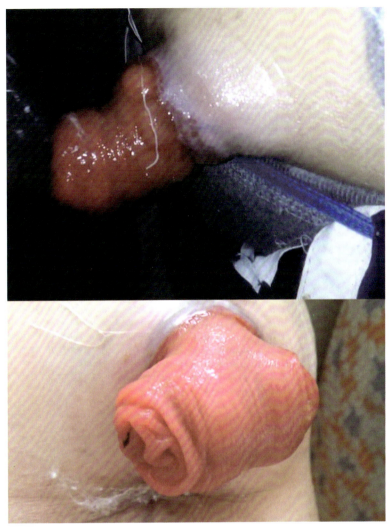

图 2-16　造口脱垂

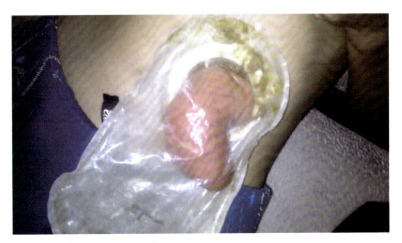

图 2-17　佩戴一件式造口袋

8. 造口狭窄怎么办

[原因] 造口狭窄（图2-18）的原因主要有造口周边愈合不良、感染后形成瘢痕环、皮肤或腹壁内肌肉层开口太小。

[处理] 扩肛（图2-19），一定要在专业人士指导下进行。

[方法] 不严重者，可用手指扩开造口，但注意不可损伤造口。扩肛应从小指开始，好转后再改用示指，涂润滑剂轻轻进入造口，停留2～5分钟，每天1次，需要长期进行。尿路造口，需要间歇性导尿。如有排便不畅或排便时疼痛，及时到医院检查治疗。如情况严重，需要外科手术治疗。

[注意] 如有肠梗阻的症状和体征，及时诊治。如情况严重，需要外科手术治疗。

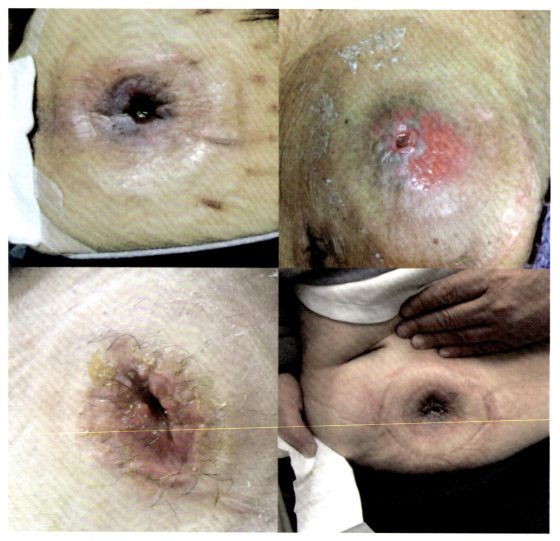

图2-18　造口狭窄

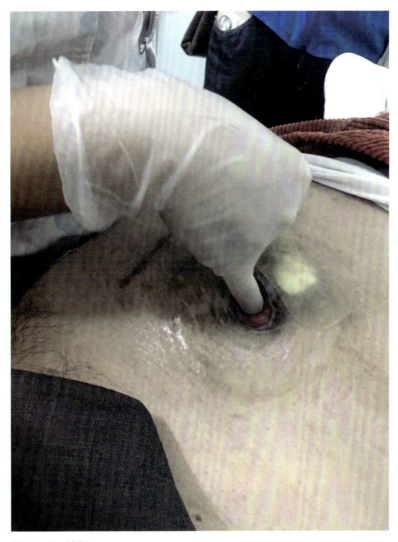

图 2-19　扩肛

9. 造口黏膜肉芽肿怎么办

[原因]　肉芽肿为良性组织，通常发生在黏膜与皮肤接触处，可以是 1～2 粒单独存在也可以是围绕造口边缘一圈分布（图 2-20）。大部分由于缝线刺激引起，也可由坚硬的造口物品刺激引起。

[处理]　检查造口周围是否有缝线仍未脱落。正确测量造口尺寸，避免底盘反复摩擦造口边缘导致肉芽组织增生。硝酸银点灼，每 3 天 1 次。

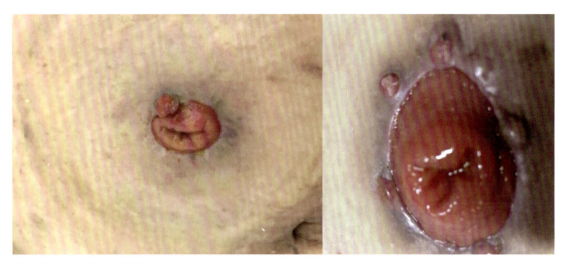

图 2-20　造口黏膜肉芽肿

10. 造口黏膜移位怎么办

[原因] 由于底盘较坚硬及尺寸过小,经常压迫造口边缘,造成损伤部位向外扩展(图 2-21)。

[处理] 撕离造口袋并清洁造口,注意动作要轻柔,避免再次损伤造口。重新测量造口外形及尺寸。轻微损伤可用造口护肤粉,严重者可用藻酸盐敷料覆盖。应用防漏膏增加造口袋粘贴的稳固性。

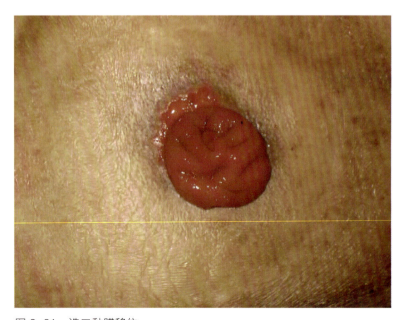

图 2-21　造口黏膜移位

二、造口周围并发症

1. 粪水性皮炎怎么办

正常情况下，皮肤与粪液短时间接触不会产生不适反应，但因肠道漏出的消化液偏碱性，刺激造口周围皮肤时间过长，则会引起皮肤红肿、疼痛，甚至溃烂，称之为粪水性皮炎（图2-22）。因此，要做好皮肤护理。造口开放后，粘贴造口袋前，用纱布和棉球及生理盐水（患者出院回家后可指导其使用温开水）清洁造口及周围皮肤，由内向外擦，再彻底擦干，不宜用碱性皂液或消毒液，以免皮肤干裂，受到损伤。术后3～5天开放结肠造口时，先用生理盐水棉球洗净造口周围皮肤，再涂上造口护肤粉及皮肤保护膜，以防止肠管排出的肠液和粪便浸渍周围皮肤而出现皮炎。也可用造口护肤粉日常护理皮肤或用皮肤保护膜隔离粪液，防止其浸渍皮肤。

[原因]造口位置差。回肠造口没有形成适当的突起乳头（图2-23）。造口护理不当（由于操作不规范，出现渗漏的情况）（图2-24）。皮肤皱褶造成渗漏。造口袋选择不合适、造口袋使用时间太长或造口袋粘贴困难（图2-25），粘贴技术欠佳。

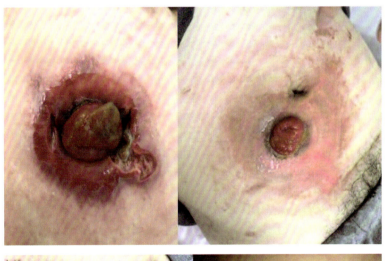
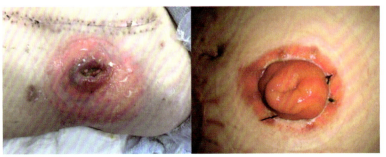

图2-22　粪水性皮炎

[处理]

（1）治疗皮肤问题，使用造口护肤粉、皮肤保护膜、溃疡贴或透明贴。

（2）重新选择造口产品，皮肤褶皱选择防漏膏，皮肤内陷严重选择防漏条（首选）、轻柔凸面底盘，并佩戴腰带。

（3）掌握使用时间，掌握护理技巧。

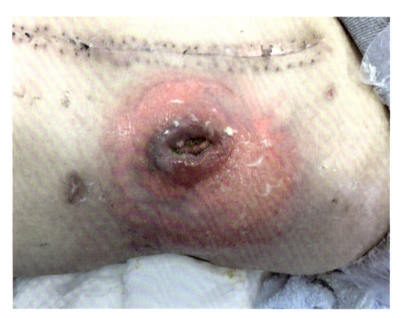

图 2-23　回肠造口没有形成适当的突起乳头

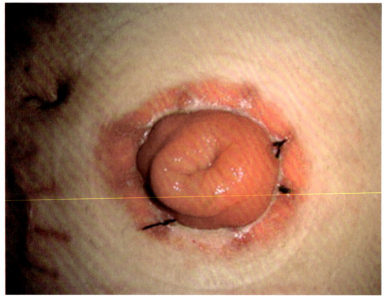

图 2-24　造口护理不当，造口底盘开口剪裁过大

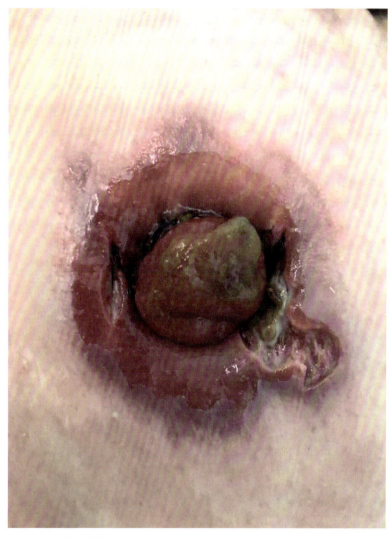

图 2-25　造口袋粘贴困难引起的粪水性皮炎

2. 过敏性皮炎怎么办

[原因] 过敏性皮炎是因为皮肤接触变应原而引发变态反应（图2-26）。患者多为过敏体质，造口产品的各部件均可能成为变应原，如底盘、腰带。但应与某些食物和药物引起的过敏红疹区别，这种红疹不限于造口周围皮肤，在身体的其他部位也出现。

[处理] 更换造口用品。皮炎者用类固醇软膏治疗，涂药10分钟后用温水清洗，干燥后贴造口袋。过敏严重及原因不明者需做过敏试验。若病情得不到改善，应及时到皮肤科就诊。

[过敏试验] 将造口袋或黏胶底盘贴于耳后皮肤，观察 24 小时。局部皮肤出现红、痒、痛等不适症状者，为阳性。

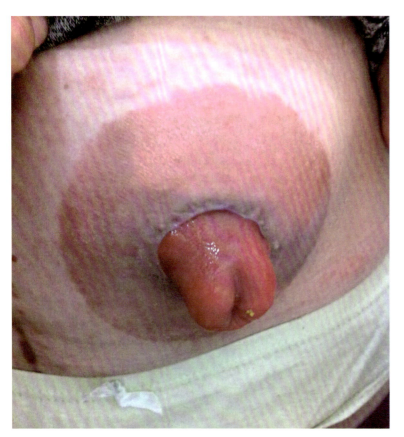

图 2-26　过敏性皮炎

3. 造口周围皮肤机械性损伤怎么办

[原因] 产品使用方法不当，撕揭底盘用力过度，产品粘贴力太强（图 2-27）。

[处理] 调整换袋方法。撕离造口袋或清洗时，注意动作轻柔。更换黏性较小的底盘。皮肤破溃可应用造口护肤粉。

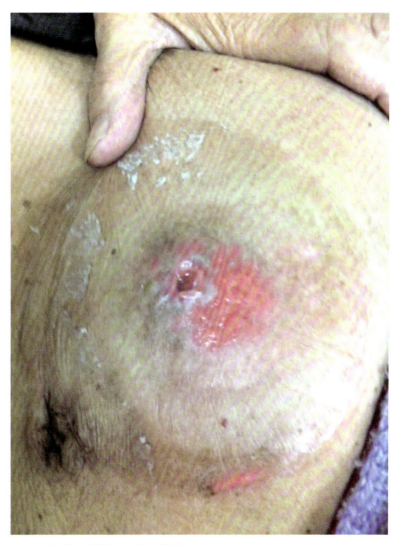

图 2-27　造口周围皮肤机械性损伤

4. 白色念珠菌感染（真菌感染或霉菌感染）怎么办

[原因] 放化疗患者，白细胞低下。长期应用免疫抑制药患者，机体抵抗力下降（图 2-28）。

[处理] 避免应用粘贴式造口袋。用 2% 碳酸氢钠溶液清洁局部皮肤。局部应用抗真菌类的药物，如克霉唑乳剂或甲硝唑乳剂等，每天 2 ～ 3 次。

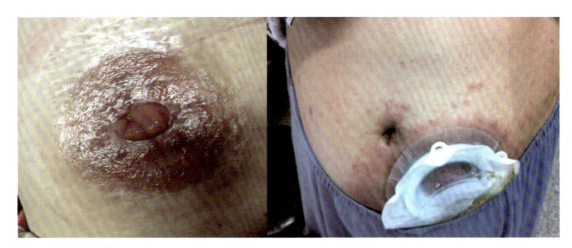

图 2-28　真菌感染

5. 尿酸结晶怎么办

[原因]　对于尿路造口的患者，饮食中要特别注意食物的酸碱性。因为在异常的酸性尿液中，易形成尿酸和氨基酸结石；而在过度偏碱性的尿液中，会形成磷酸盐、碳酸盐或草酸盐结晶。细菌将尿素转变为晶体，黏附在造口或造口周围皮肤上（图 2-29）。

[处理]　尿液浑浊可能是因为饮水过少或存在尿路感染，因此平时应注意多饮水，多吃新鲜水果和蔬菜，补充维生素 C，以提高尿液的酸性，减少感染的发生。尿酸结晶可用白醋（醋：水＝1∶3）清洗，然后再用清水清洗，每天 1 次。使用有防反流装置的尿路造口袋，晚间应接床边袋。

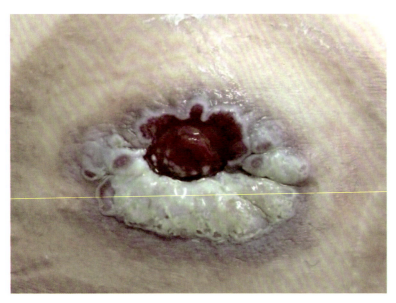

图 2-29　尿酸结晶

第三章　您的问题我来答

一、术前、术后

1. 造口部位如何选择

答：手术前，造口治疗师会在患者的腹壁上选出一个最佳的肠造口位置，并进行标记。造口治疗师在选择造口位置时会对患者的腹部情况进行全面评估，使患者在平卧位、站位、坐位、弯腰等姿势下都能看到造口部位，以便于患者自我护理。同时尽量避开瘢痕、皮肤凹陷、皱褶、浸润区、腰带处及骨骼隆起处，并根据患者的日常生活习惯、嗜好等做综合分析，选出理想位置。

2. 造口手术后多长时间可以拆线

答：造口缝线（图 3-1）一般在术后 10 ～ 15 天拆除。适当延长缝线拆除时间并无大碍，但若过久不拆除缝线，残留的缝线就会成为异物刺激造口黏膜，形成造口黏膜肉芽肿。如过早拆线可能会导致造口感染（图 3-2），因此不建议过早拆线。

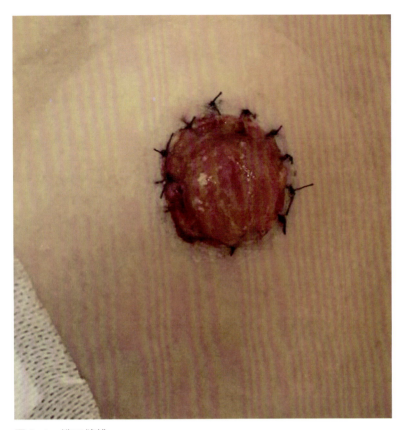

图 3-1　造口缝线

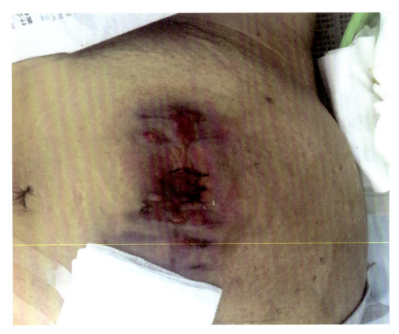

图 3-2　造口缝线拆除过早

3. 造口袋选用一件式还是两件式

答：刚做完手术的时候，造口治疗师通常会给患者选择一件式透明造口袋（图3-3），一方面通过透明造口袋可以观察到排便情况，另一方面一件式造口袋操作简便。患者出院后通常可以选择两件式造口袋（图3-4）。两件式造口袋可以随时摘下造口袋去清洗和更换。而且两件式造口袋可以佩戴造口腰带，腰带能够增加底盘的牢固性，减轻粪便、尿液对造口底盘的影响，延长造口底盘的使用寿命，减少造口周围皮肤由于重力作用而产生的不适感。

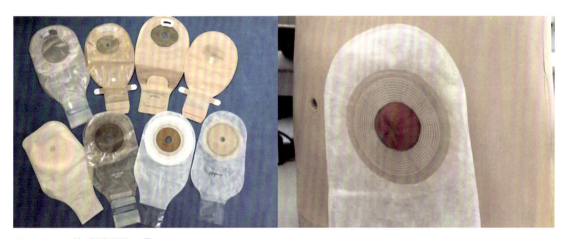

图3-3　一件式透明造口袋

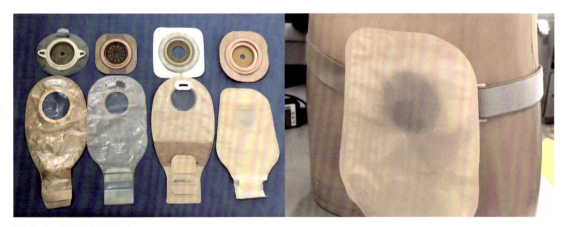

图3-4　两件式造口袋

4. 造口术后如何快速找到适合自己的个性化护理方法

答：术后多与医护人员沟通交流，请医护人员在保护造口及周边皮肤且不影响日常活动的情况下，根据患者自身要求（包括对舒适程度、经济方面的要求）及造口大小等综合因素，帮助选择合适的造口袋及底盘。并向医护人员学习相应的更换方法和日常护理方法。

5. 如何度过造口术后焦虑期

答：造口术后患者应多与家属、其他造口患者沟通交流，正确面对因为佩戴造口袋产生的问题。可以多外出活动，多做有氧运动，还可以参加造口患者联谊会，以及医院组织的康复活动。

6. 家属如何面对造口

答：家属作为患者的主要照顾者和支持者，当得知患者需行造口手术时，家属可能和患者一样伤心难过、不知所措。待平静下来，家属可能希望对造口手术和护理有更多的了解，也希望知道怎样才能更好地支持和帮助患者。家属应对造口手术、术后用品、更换方法等有一定了解，在患者术后的适应阶段给予帮助。帮助患者正确认识和对待造口，为患者营造良好的家庭氛围和社会氛围。

二、戴袋安全

1. 何时清理造口袋内的排泄物

答：什么时候排空造口袋里的排泄物要视排泄物的形态而定。排泄物较稀时，造口袋排泄物接近 1/3，最多不超过 1/2 就要排空；排泄物成形时，要每次排泄后排空造口袋。

2. 多久更换造口底盘合适

答：造口底盘的更换标准因人而异，一般情况下 5～7 天进行更换。造口底盘由于吸收水分泡涨而变白、溶解，底盘溶解后容易脱落，一般底盘从造口边缘开始有 1cm 左右溶解时为最佳更换时机。此外，夏天或运动后流汗较多时，可能需要比平时早 1～2 天进行更换。需要注意的是，即使使用同一造口产品也会因个人皮肤、发汗、排便情况的不同而导致使用天数有所不同。因此，必须根据各自具体情况找出适合自己的最佳更换时间。

3. 如何解决两件式造口袋不好卡扣的问题

答：可以在更换造口袋之前，先学习两件式造口袋如何卡扣。把造口袋往底盘上卡扣时可以自下而上操作（图3-5），当听到"咔"的一声即为扣好。当为患者佩戴时，可以让患者鼓肚子（图3-6），再自下而上戴造口袋就会相对简单。

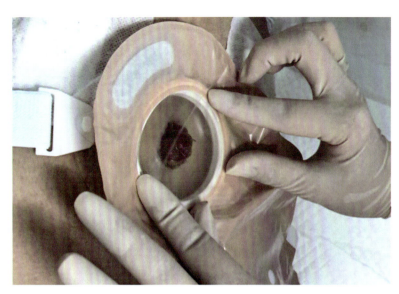

图 3-5　自下而上

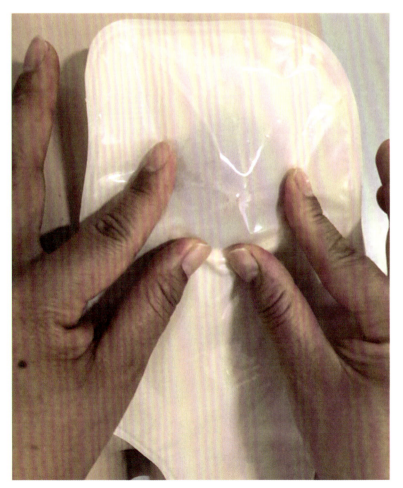

请扫码观看如何解决两件式袋子不好卡扣的详细讲解视频

图 3-6　让患者鼓肚子，再佩戴造口袋

4．如何选用适合自己的造口底盘

答：造口底盘种类繁多，在选择过程中要结合自己的造口类型、术后时间、造口本身及周围皮肤情况、希望造口底盘留置的天数、经济情况及对生活质量的要求等因素综合考虑。将上述情况与造口治疗师和护士进行充分交流，才能选择出适合自己的造口底盘。

5．如何裁剪造口底盘

答：首先用造口尺测量造口大小，有的造口是圆形，有的是椭圆形，椭圆形造口需要测量出上下、左右的长度。造口底盘上面都配有刻度，依据测量出来的刻度来裁剪造口底盘。造口底盘不可裁剪得过大，也不可裁剪得过小。裁剪过大（图 3-7），粪便易浸泡皮肤，造成粪水性皮炎；剪裁过小（图 3-8）可导致造口底盘开口处与造口产生摩擦，引起并发症。因此，底盘剪裁口应比造口大 1～2 mm（图 3-9）。

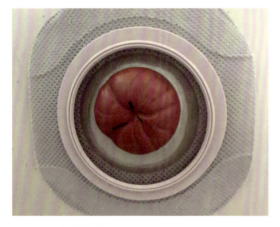

图 3-7　剪裁过大

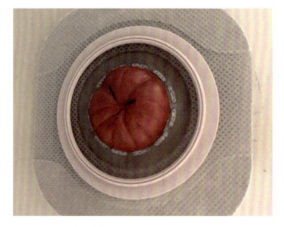

图 3-8　剪裁过小

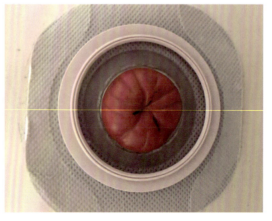

图 3-9　剪裁适中

请扫码观看如何剪裁造口底盘的详细讲解视频

6. 不同社交场合，如何选择相应的造口袋

答：肠造口患者外出参加活动时，如喝茶、聊天、吃饭等可以选择不透明的闭口袋（图 3-10）。外出旅游时可以多带一些造口袋，而且一定要随身携带，以便发生渗漏时可以随时更换。乘坐飞机时可选用带碳片造口袋（图 3-11）。

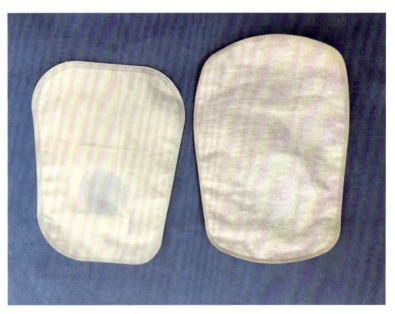

图 3-10　不透明的闭口袋

请扫码观看不同社
交场合如何选择相
应造口袋的详细讲
解视频

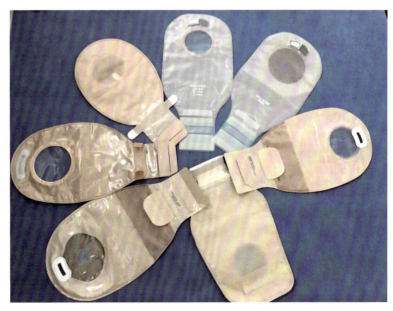

图 3-11　带碳片造口袋

7. 如何保持两件式造口底盘的清洁

答：使用两件式造口袋的患者，可以每天把造口袋摘下来清洗或更换，再用湿纸巾把内底盘擦拭干净。两件式造口袋的优点就是可以随时摘下造口袋清理，保持底盘清洁。

8. 如何保持两件式造口袋的清洁

答：依据排便形态选择不同的方式，如果排稀水样便，可以每天把两件式的造口袋摘下来用洗洁精、洗衣液等清洗干净，晾干后备用。造口处可以先换上一个新的造口袋。如果排成形便，可以每天更换 1 次造口袋。

9. 如何解决造口袋摩擦产生响声的问题

答：可以自制一个装造口袋的布袋套在造口袋外面，配合腰带系在腰上，这样就可以防止摩擦产生响声（图 3-12）。

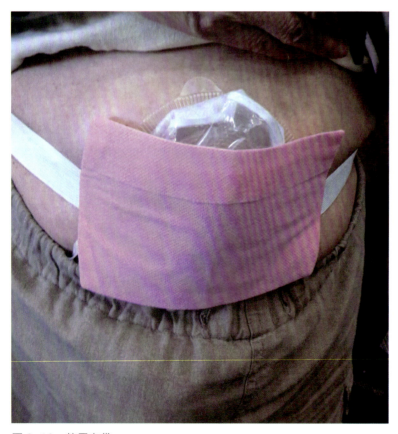

图 3-12　使用布袋

10. 如何保持一件式造口袋的清洁

答：当患者粪便稀薄时，每天可以数次用冲洗壶灌进温水从造口袋开口处对造口袋进行冲洗，水温不宜过高，过高会影响造口袋的黏性及使用寿命，并且还可能会引起烫伤。当患者粪便黏稠时，一件式造口袋不易冲洗，可以每天更换造口袋。

11. 冬季做一件式造口袋冲洗的技巧

答：冬季做一件式造口袋冲洗时，一定要保证室内温暖。用冲洗壶灌进温水从造口袋开口处对造口袋进行冲洗，冲洗后立即穿好衣服以免受凉、腹泻。

12. 如何解决掉袋问题

答：首先应找出掉袋原因，再根据原因做相应处理。如果是因为造口周围皮肤不平整，可以选用防漏膏或防漏贴环使皮肤保持在同一平面。如果使用造口护肤粉，一定要注意用量，在吸收后一定要把多余量抹去，否则会造成粘贴不牢。如果因为造口凹陷或回缩，可以选择凸面底盘（图3-13）造口袋，并佩戴腰带（图3-14）。如果因为造口旁疝，可选择佩戴一件式造口袋（图3-15）。

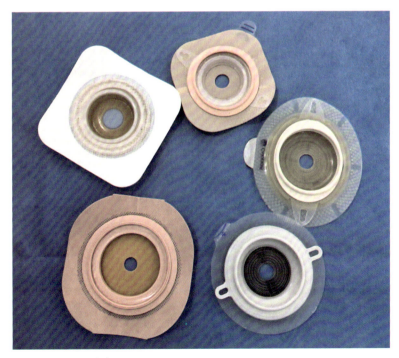

图3-13　凸面底盘

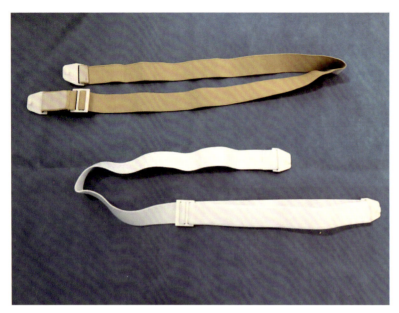

图 3-14　造口腰带

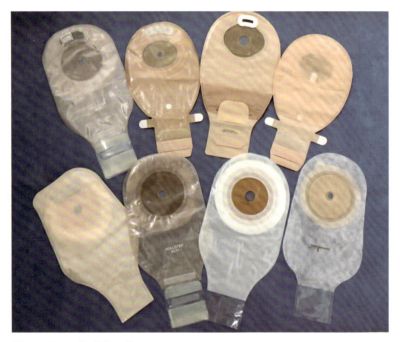

图 3-15　一件式造口袋

13. 如何解决防漏膏、防漏贴环不易清理的问题

答：在揭除底盘后，发现造口周围皮肤残留有不易清除的防漏膏、防漏贴环等，可以使用造口底盘黏胶剥离喷剂喷涂造口周围皮肤。

14. 防疝造口腹带如何佩戴

答：佩戴好造口袋以后，需要先测量一下造口袋与底盘连接处的直径。如已发生造口旁疝，待疝内容物回纳后再佩戴防疝造口腹带，若未回纳不可使用防疝造口腹带（图3-16）。佩戴时应先在床上平卧，然后将腹带垫于腰部（图3-17），用力拉腹带两边（图3-18），从聚乙烯造口圈开口处拖出造口袋（图3-19），把腹带固定在腹壁上，用尼龙粘扣带粘住（图3-20）。起身后尽可能将造口袋拉平整（图3-21），腹带的松紧以不影响呼吸为佳，最初使用时可以松一点，患者适应后逐渐加紧。如果腹带过紧，患者感觉胸闷时，可平卧将腹带调松。因进食及餐后1小时内腹部有压迫感，可以暂时去掉腹带，以减少患者的不适感。夏天因出汗感觉不适时，可指导患者在造口腹带外围一条可吸汗的布。造口腹带弹力差时应及时更换，可以同时买两条腹带，交替使用。

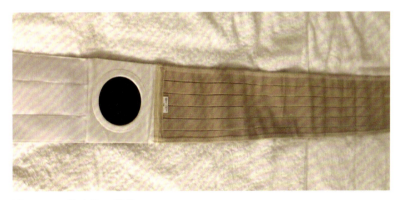

图 3-16 防疝造口腹带

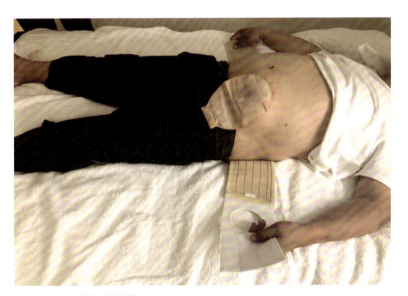

图 3-17 腹带垫于腰部

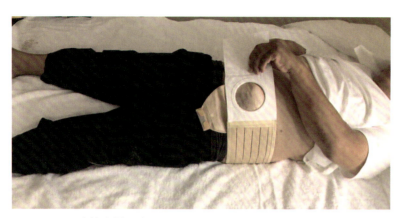

图 3-18　用力拉腹带两边

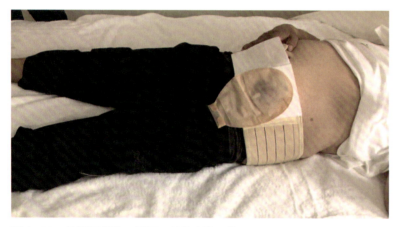

图 3-19　从聚乙烯造口圈开口处拖出造口袋

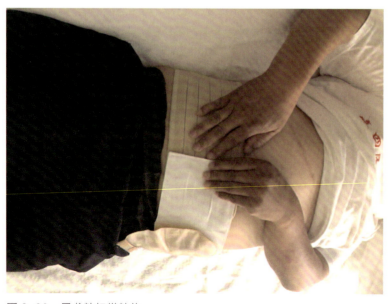

图 3-20　尼龙粘扣带粘住

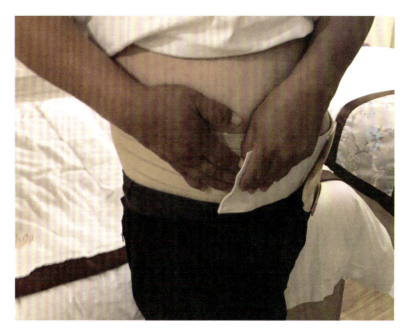

请扫码观看防疝造口腹带如何佩戴的详细讲解视频

图 3-21 起身后调整腹带

15. 如何正确使用造口护肤粉护理造口

答：使用前应先清洁造口周围皮肤，将造口护肤粉喷撒在造口周围皮肤上（图 3-22）。然后用柔软干毛巾、纸巾或棉棒涂抹均匀（图 3-23），静置 15 ~ 20 分钟，再用柔软的卫生纸将未固定的粉末抹掉（图 3-24），否则将影响造口底盘粘贴的稳固性。外层最好再喷 1 ~ 2 层皮肤保护膜，待干后粘贴造口袋。

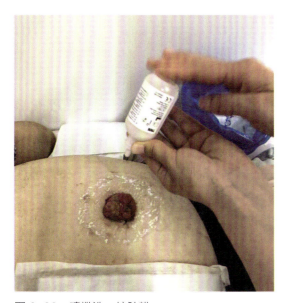

图 3-22 喷撒造口护肤粉

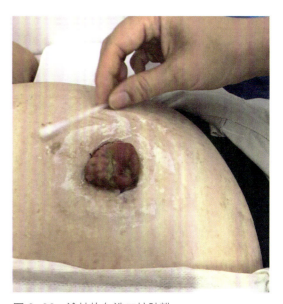

图 3-23 涂抹均匀造口护肤粉

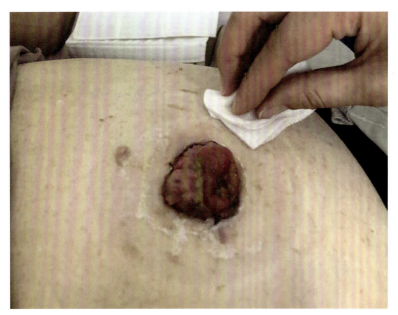

请扫码观看如何正确运用造口粉护理造口的详细讲解视频

图 3-24　将未固定的粉末抹掉

16. 如何正确使用防漏膏护理造口

答：将适量的防漏膏填在造口周围皮肤凹陷处或褶皱部位（图 3-25），也可直接在造口底盘开口边缘涂上薄薄一层防漏膏（图 3-26），再粘贴造口袋。

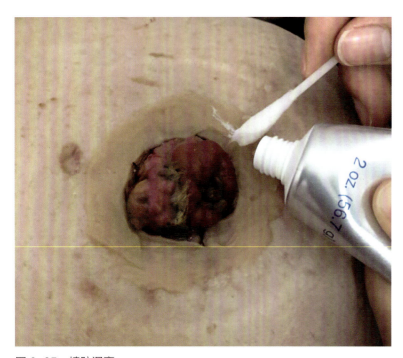

图 3-25　填防漏膏

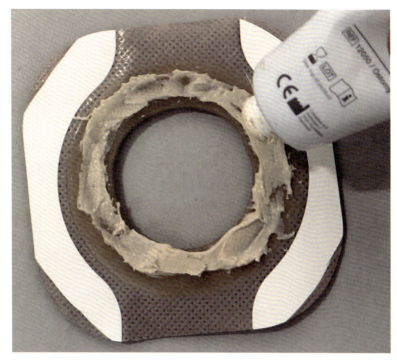

请扫码观看如何正确运用防漏膏护理造口的详细讲解视频

图 3-26　造口底盘开口边缘涂防漏膏

17. 如何正确使用防漏贴环护理造口

答：防漏贴环较软，可以随意塑造形状，紧贴在造口周围，从而防止渗漏（图 3-27）。

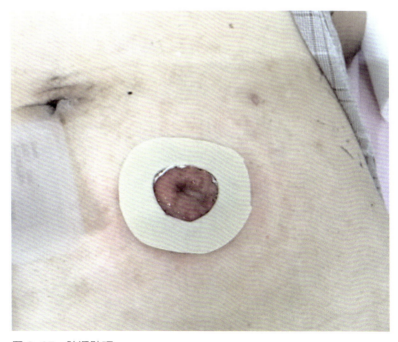

图 3-27　防漏贴环

69

18. 如何选取适合自己的皮肤保护膜

答：造口周围皮肤正常者，可以在清洁并擦干皮肤后直接用皮肤保护膜喷剂喷洒（图 3-28）或皮肤保护膜片剂涂抹（图 3-29）在造口周围皮肤上，避免排泄物浸渍。当造口周围皮肤发红时，可用不含乙醇的皮肤保护膜配合造口护肤粉使用，涂抹、喷洒皮肤保护膜 30 秒后即可粘贴造口袋。

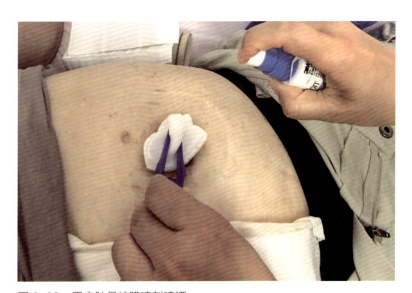

图 3-28　用皮肤保护膜喷剂喷洒

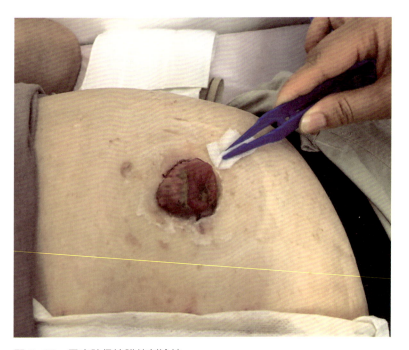

图 3-29　用皮肤保护膜片剂涂抹

请扫码观看如何选取适合自己的皮肤保护膜的详细讲解视频

19. 如何调节造口腰带的松紧度

答：根据患者的腹围调节造口腰带（图 3-30）的松紧度（图 3-31），不宜过松，也不宜过紧，过松达不到固定造口底盘的作用，过紧可引起呼吸困难及血液循环障碍。

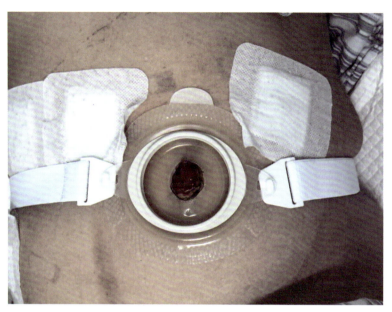

图 3-30　造口腰带

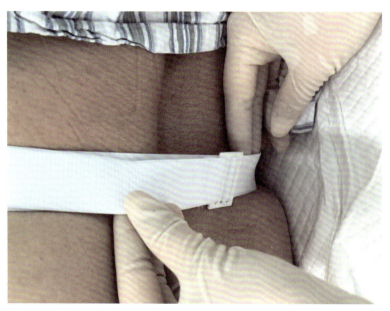

请扫码观看造口腰
带如何使用的详细
讲解视频

图 3-31　调节松紧度

20．是否必须使用造口附件产品

答：是否使用造口附件产品及如何使用，应在造口治疗师或专业人士指导下选择和使用。造口附件产品并不是造口护理的必备品。

21．为什么佩戴含有碳片的造口袋还会出现胀袋现象

答：含有碳片的造口袋（图 3-32）出现胀袋现象是由于有些患者排泄物比较稀薄或在清洗造口袋时碳片受潮造成的，因此，不建议粪便不成形的患者使用。在冲洗造口袋或洗澡时应注意避开碳片，可将其遮挡，如碳片发生堵塞可用手扭挤碳片（图 3-33）。

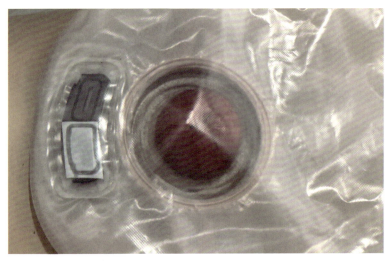

图 3-32　含碳片造口袋

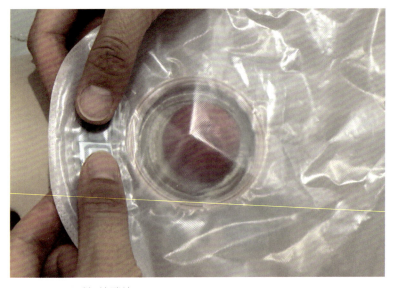

图 3-33　用手扭挤碳片

请扫码观看为什么佩戴含有碳片的造口袋还会出现涨袋现象的详细讲解视频

三、术后饮食

造口术后，患者不能像正常人一样完全控制排便，为了减少排泄量，从而减少造口带来的不便，部分患者采取减少进食的方式。殊不知长此以往会导致营养不良，甚至引发其他疾病。我们需要明白一件事，即肠造口术只是改变了排便部位和习惯，消化吸收功能并未受到影响。如果造口患者做好饮食安排，就能像其他正常人一样生活。因此，造口患者应根据自身情况做好饮食日记，制订出适合自己的饮食食谱。

1. 造口术后如何安排饮食

答：（1）造口术排气之后可以吃少量清淡流质食物，如米汤、藕粉、少油或无油的过滤菜汤、果汁。

（2）造口术 3 ～ 5 天后可以吃流质食物，如蛋汤、鸡蛋羹、鸡汤、肉汤等。

（3）造口术 2 周后逐渐过渡到半流食，如粥、面片汤、馄饨、蛋糕、卧鸡蛋、氽丸子、酸奶、豆腐脑、菜泥、碎嫩菜叶、果泥等。

（4）造口术 3 周后过渡到细软易消化的食物，如软米饭、馒头、花卷、包子、饺子、馄饨、面条、肉丸、炒鸡蛋、煮鸡蛋、豆腐、含粗硬纤维少的蔬菜、水果等。

（5）待造口状况稳定，造口术大约 4 周后就可以恢复到造口术以前的饮食。

2. 造口术后饮食有哪些注意事项

答：（1）均衡饮食，保持营养摄入。

（2）由清淡饮食逐渐过渡到正常饮食。

（3）尝试新食物时应少吃，观察肠道没有不适的反应后再增加食量。

（4）建议食用高热量、高蛋白、高维生素、少渣易消化的食物。

（5）多吃新鲜蔬菜、水果，蔬菜要切碎。

（6）少吃油腻食物。

（7）少量多餐、定时定量。

（8）吃饭时须细嚼慢咽，避免暴饮暴食。

（9）炎热季节应多饮水。

3. 造口患者饮食应注意少吃哪几类食物

答：（1）少食粗纤维食物，以防止造口阻塞，如芹菜、笋、橘子、韭菜等。

（2）少食刺激性食物与产气食物，以免发生肠胀气，造成造口梗阻，如洋葱、大蒜、红薯、土豆等。

（3）忌食不易消化的硬米饭、玉米、花生等。

4. 容易导致造口阻塞的食物有哪些

答：（1）用糯米制作的食物，不易消化，应少吃，如粽子、年糕等。

（2）高纤维食物、种子类食物、带皮豆类、芹菜、柿子、葡萄干及干果皮等易引起造口堵塞，应少吃。

5. 容易引起异味的食物有哪些

答：洋葱、大蒜、韭菜、大葱、甘蓝菜、萝卜、芥末、胡椒、芝士、蛋、鱼、过量的肉类等易引起异味，应少吃或不吃，特别是外出参加活动时。

6. 容易导致腹泻的食物有哪些

答：绿豆、菠菜、辣椒、咖喱、生的或者未完全煮熟的食物，以及冷饮、酒精类饮料等易导致腹泻，应尽量避免食用。

7. 引起肠胀气的原因有哪些

答：（1）肠内的气体约有90%是经口吞入的，正常人每天所吞下的空气有500～1000 ml。人体吞下的空气到达小肠后，空气中的氧气会被吸收，而氮气则在到大肠后成为大肠气体的主要成分。很多情况下，人体会不知不觉地吞下空气，还有一些人在紧张时会不自主地做出吞口水的动作，这些因素都会导致肠内气体的增加。

（2）大肠产生气体是因为肠蠕动障碍，造成细菌对食物过度发酵，从而产生大量的气体；或因为肠道中针对某种食物的消化酶有问题，而导致该食物的消化不良，最常见的是乳糖不耐受。

（3）胃酸过多也会引起胀气，胃中过多的胃酸和胰液中和后会产生二氧化碳，而造成胀气、呃逆。

8. 容易导致肠胀气的食物有哪些

答：造口也像肛门一样，会排出气体，当气体排出后，造口袋便会胀起。

（1）高淀粉类食物易引起胀气，如马铃薯、红薯、芋头、南瓜、板栗等，这些食物含丰富的淀粉、纤维素等；另外吃进去的肉食，经肠道细菌充分发酵之后，会产生大量的硫化氢、氨气，如暂时排不出去，蓄积在肠道之中，便会引起胃肠胀气。

（2）豆类最易引起胀气。整粒的豆子含有数种抗营养因子，其中一种是胃肠胀气因子，它能引起胃肠胀气、腹泻，以及消化不良等症状。但磨制加工过的豆类食物可以食用（如红豆沙、豆浆等）。

（3）硬壳类食物易产气，造成胀袋，外出时尽量不要吃，如杏仁、瓜子、花生等。

（4）十字花科蔬菜可引起胀气，如萝卜、西蓝花、花椰菜、卷心菜中含有一种复合糖难以被人体吸收，会产生气体引起胀气。

（5）乳糖不耐受可以导致胀气。如果患者喝牛奶 1 小时内感到胀气或腹泻，甚至出现更严重的症状，这就是典型的乳糖不耐受的表现。患者最好的选择不是放弃牛奶，而是饮用那些不含乳糖的牛奶，或者吃一些帮助分解乳糖的药物。

（6）吃盐太多也会胀气。一次性吃盐过量会让身体存水，从而产生胀气。因此，进餐时要尽量避免高盐食品，如小包装的肉干肉脯、休闲零食、油炸食品等，尤其是方便面，一包方便面含盐量就接近人体一天的需求量。

（7）喝碳酸饮料容易引起胀袋。汽水和天然苏打水富含的二氧化碳，饮用后会引起腹胀；使用吸管喝饮料等容易吸进气体，引起肠道积气、胀袋。因此，为避免腹胀、胀袋，最简单的办法就是直接饮用白开水。

另外，随意服药、常嚼口香糖、吃太酸的食物、吃得太快及食后立即卧床休息，都比较容易吸入过量的空气，而这些空气聚集在胃部会导致腹部胀气。

9. 预防肠胀气应注意什么

答：（1）要有正常的饮食习惯。多食易消化、清淡的食物，不宜多吃过酸、过甜、过咸、过苦、过辛的食物。

（2）饮食要定时、定量。长期胃痛的患者每日三餐或加餐均应定时、定量，间隔时间要合理。定时、定量的饮食，既不会让肠道排空太久，又有助于减少胀气。

（3）注意营养平衡。日常食用富含维生素的食物，以利于保护胃黏膜和提高其防御能力，并促进局部病变的修复。

（4）饮食宜软、温、暖。进食时不急不躁，心情轻松愉悦，使食物在口腔内充分咀嚼，这样才有利于消化和病后的修复。

10. 吃什么食物可以缓解肠胀气

答：（1）服用低聚糖——水苏糖：消化不良型胀气可用水苏糖来改善。水苏糖能有效促进胃肠道内的双歧杆菌、乳酸杆菌等有益菌群增殖，提高胃肠道免疫力，消除各种胃肠道不适，对于缓解肠胀气效果非常好。

（2）适量增加膳食纤维摄入量：虽然膳食纤维利于健康，但有些高纤维的蔬菜和水果可能会加重肠胀气。可以从少量开始，逐渐增加膳食纤维摄入量，使肠道有一个逐渐适应的过程，既可以保证健康，又可以减少胀气。

（3）喝米汤：米汤及大麦粥对肠胀气有防治效果。小米或大麦 50 g 加水，煮沸后小火慢炖至熟，1 天分数次喝完。

11. 造口术后食用水果的注意事项

答：对肠道刺激性大的水果不要吃，如山楂、柿子。食用水果要适量，要清洗干净，刚从冰箱取出的水果不能立即食用。如果食用某种水果后出现肠道不适，或出现造口排泄物不正常的现象，应避免再次食用此种水果。苹果是众所周知的健康水果，苹果中的果胶具有通便和止泻的双重功效，因此，食用苹果对改善便秘和腹泻都有帮助。

12. 如何应对腹泻和便秘

答：（1）腹泻：引起腹泻的主要原因是摄入了不洁饮食。治疗时，除服用止泻药外，必要时可以静脉补液。可食用煮鸡蛋、蒸苹果以硬化松软的粪便。当回肠造口患者腹泻时，须注意补充水及电解质等。

（2）便秘：正常情况下，任何造口患者的大便稠度不仅与所进食食物种类有关，也与饮食的时间、次数及情绪、药物和疾病等有关。便秘常由饮食调配不当、食物所含水分过少、错误的灌洗方法、情绪紧张、排便习惯受到扰乱等原因引起。便秘出现时，最佳方法是多喝水、多吃蔬菜和水果，进行适当活动。在饭后或饮水后，当有便意时，抓住时机，立即上厕所，用手在脐部周围顺时针方向按摩，以助肠蠕动。早晨起床后，喝带咸味的凉白开 500 ～ 1000 ml，也有助于排便。如需要时，可在医生指导下服用缓泻药。回肠造口患者需限制高纤维食物的摄入量，以防堵塞造口。

请扫码观看术后饮食篇的详细讲解视频

四、生活起居

1. 造口术后日常生活的注意事项

答：建议吃清淡的食物，忌食辛辣、刺激、生冷食物，保持大便通畅；选择适合自己的运动，适量活动；及时倾倒排泄物，有侧漏及时更换造口袋，若无侧漏保证 3 ～ 5 天更换一次造口袋；更换造口袋时注意观察造口及周围皮肤情况，预防并发症的发生；着宽松衣服；可恢复正常工作（禁止重体力劳动），发展自己术前的兴趣爱好，视自身情况郊游、旅行，放松身心。

2. 造口术后夏季如何穿衣裤

答：定时清理造口袋，避免鼓胀，穿宽松衣物以遮盖造口袋，使其他人不易看出，但是需要避免皮带或裤子松紧带压住肠造口，防止引起受损而导致黏膜出血。

3. 夏季如何解决排气响声问题

答：少食或禁食易产气食物，减少排气量，使用带排气的造口袋。

4. 水样便的护理技巧

答：可以多进食一些半流食或馒头、蔬菜等，尽量少吃香蕉、梨等易引起腹泻的食物。

5. 造口术后如何洗澡

答：现在的一件式或两件式造口袋都具有防水功能，患者可戴造口袋进行沐浴。沐浴时，花洒不宜直接冲击造口底盘的边缘，沐浴后用柔软的毛巾将造口袋外层的水珠擦干。沐浴前最好先将造口袋排空，并配合使用塑料胶袋或保鲜膜将造口袋保护好，防止造口袋弄湿。若使用的是两件式造口袋，在沐浴后可直接更换另一个干净的造口袋。也可将造口袋揭除后直接沐浴，但沐浴时注意水温不要过高，水压不要过大，不要直接冲洗造口，以免损伤造口的肠黏膜。同时尽量选用中性的沐浴露或清水进行沐浴，并冲洗干净。

请扫码观看造口术后如何洗澡的详细讲解视频

6. 造口术后兴趣爱好应如何选择

答：根据自身恢复情况而定，如书法、音乐、各种有氧运动均可进行，但应避免重体力活动、直接撞击或碰撞造口的运动。

7. 造口术后如何进行身体康复训练

答：身体恢复后可进行有氧运动，如散步、骑自行车，避免重体力活动及剧烈活动。

8. 造口术后体育活动的注意事项有哪些

答：造口术后可根据术前的爱好及身体的耐受力，选择一些力所能及的运动，如打太极拳、散步、体操、游泳、跑步、练养生功等。最简单的锻炼方法为散步，散步可改善血液循环，提高机体免疫力，待体力恢复后，便可将运动量增加。年轻或体力好的造口患者可做些运动量较大的运动，如游泳、骑单车等。但应尽量避免贴身或导致碰撞的运动，如摔跤、球类运动、拳击、跳水、蹦极等，以免肠造口受损。避免举重运动以减少造口旁疝、脱垂的发生。

9. 造口术后能游泳吗

答：当伤口完全愈合、身体恢复良好后就可以游泳。目前尚无造口患者专用游泳衣，宜选择能将造口袋遮住的游泳衣，颜色不宜选择淡色透明的，因被水浸湿后易显现造口袋的外形，宜选择有图案的游泳衣，易于遮掩患者的造口。造口袋的选择方面，可尝试佩戴较小的造口袋，因为这样会更隐蔽。

10. 造口术后旅游应注意什么

答：造口患者外出旅游时需注意：路程的选择要遵循由近到远、由易到难的原则，这样既可以使自己逐渐适应在外的生活，也有利于克服造口带来的一些意想不到的问题。准备足量的造口袋，要比平时用量稍多，以应对意外发生（如水土不服引起腹泻）。部分造口袋应放在随身的行李中，以便随时更换。在飞机上由于压力的变化，胃肠气体会多一些，一旦发现及时排放气体。系安全带时，为防止对造口部位的压迫，可在安全带与造口袋之间垫小垫子来保护造口。备止泻药和抗生素。注意饮食卫生，尝试新品种的食物时，应尽可能少食，以免引起造口排泄物异常。养成随身自带一瓶矿泉水的习惯，这样既可以方便饮水，也可以在出现意外时用于冲洗。

请扫码观看造口术后旅游应注意什么的详细讲解视频

11. 造口袋能否顺利通过安检

答：医院门诊取出的造口袋或公司购买的造口袋不含金属物，可正常通过安检，如果自制造口袋有金属物，可出示医院开出的诊断证明。

12. 造口患者的性生活有哪些注意事项

答：性生活是正常的生理活动。手术初期，生理和心理尚未完全康复和适应，应给予自己和伴侣多些时间，切勿操之过急。一般手术后3个月，造口患者的生理和心理调节良好，此时即可开始恢复性生活。性生活前先检查造口袋状态，排空、清洁或更换造口袋以减少异味。最好佩戴一件式闭口袋，此袋小且摩擦声音小。女性患者，可以尝试在造口袋上套一些漂亮的袋套，配合一些鲜艳的内衣，从而降低压力。并且可以尝试各种不同的姿势，以选择最舒适、最合适的方式，原则上以不直接压迫造口为宜。

五、回肠造口

1. 回肠造口的皮肤护理有哪些注意事项

答：回肠造口的排出液为胆汁性液体，质稀，为流质样，且量多，并富含消化酶，呈弱碱性，对正常皮肤的腐蚀、刺激性很强。更换造口袋时注意观察皮肤，发现有渗漏及时更换造口袋，发生刺激性皮炎及时应用皮肤保护膜及其他护理用品。

2. 回肠造口饮食原则

答：回肠造口易造成电解质紊乱及营养不良，回肠造口功能良好时，每天的排出量为 700 ml 左右，因此，有较多的水分和盐的丢失。进食时掌握少食多餐的原则，多吃清淡、易消化的食物，多食蔬菜、水果，注意电解质、维生素及水分的补充。少进有异味、产气多和有臭味产生的食物，如葱、蒜、豆类。注意饮食卫生，避免发生腹泻。尽量采用可以使食物质软的烹调方式，避免用油煎炸食物。

3. 回肠造口为什么要补水

答：回肠造口排出液质稀、流质样，水分流失多且快，容易导致水和电解质平衡失调，应注意补充水和矿物质。尤其在炎热天气大量出汗时，如水分损失多，尿量往往会减少，容易发生肾结石，必须摄取充足水分，每日饮水量应至少保证在 1500～2000 ml。

4. 回肠造口护理小技巧

答：观察造口颜色，正常为红色或粉红色。回肠造口排泄物质稀，粘贴造口袋前一定要将皮肤清理干净，充分待干。如皮肤有破溃，及时清洗，撒上造口护肤粉，再用棉棒将多余的造口护肤粉抹掉以免影响粘贴效果，造口周围皮肤不平坦者可用防漏膏填平。术后早期使用透明袋便于观察造口情况，出院后根据自身情况和造口情况选择造口袋型号。

5. 哪类回肠造口可排成形软便

答：端式回肠造口和袢式回肠造口经过饮食的调整都可排成形软便。

6. 突出回肠造口护理小技巧

答：建议用一件式柔软底盘的造口袋，避免摩擦突出的肠管，避免做增加腹压的动作。

7. 平齐、凹陷回肠造口护理小技巧

答：建议用两件式造口袋、凸面底盘，并加用腰带。

8. 更换造口袋时排泄物涌出怎么办

答：回肠造口排泄物稀薄不成形，尤其造口术后初期，为避免在更换造口袋时排泄物大量排出，尽量在饭前或饮水前更换，更换造口袋前应备好充足的纸巾、毛巾和盆等，便于及时清理、收纳。

六、尿路造口

1. 尿路造口的护理有哪些注意事项

答：因为尿液随时可能从尿路造口排出，所以在揭除尿路造口底盘前应将所有物品准备好，动作轻柔且迅速。如果尿路造口水肿已经完全消退，可将底盘预先裁剪好或者选择免裁剪的造口底盘。揭除造口底盘时一手固定皮肤，另一手自上而下慢慢揭除，注意动作轻柔，避免损伤皮肤。遇到造口底盘黏胶粘贴在皮肤上难以取下时，不可强行剥离，可使用剥离剂剥除黏胶，或用清水将底盘边缘湿润后协助剥离。操作中注意观察尿液是否排出，若有排出可用棉球或干毛巾轻压在尿路造口处以吸收尿液。应注意观察揭下的底盘的浸渍（泡发）程度（图 3-34），如底盘与皮肤接触面泡发的范围达到 1/2 以上，提示造口底盘使用的时间应适当缩短。

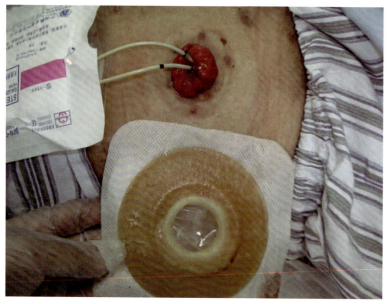

图 3-34　观察揭下的底盘的浸渍程度

2. 尿路造口尿碱如何处理

答：指导患者使用白醋稀释液（醋：水 =1:3）局部湿敷，约 20 分钟后轻轻擦拭。若结晶已覆盖至造口黏膜上，可使用稀释的白醋液冲洗黏膜，每天 2 ～ 3 次。同样稀释的白醋液也可清洗造口周围的结晶物，然后再用温水清洗干净造口及周围皮肤，待皮肤干燥后再粘贴造口袋。

3. 尿路造口饮食原则

答：鼓励患者多饮水，每天饮水 2000 ～ 2500 ml。建议多进食帮助增加尿液酸性的食物，如五谷类、玉米、家禽瘦肉、鱼类、花生、核桃、燕麦、面包、蛋及面食类等；尽量少进食碱性食物，如牛奶、绿豆芽、杏仁、芥菜、葡萄干、菠萝等。

4. 尿路造口应如何选择造口袋

答：选用防反流装置的尿路造口袋，底盘的开口剪裁不宜过大，一般比造口大 1 ～ 2 mm。造口袋一般 3 ～ 5 天更换 1 次，一旦发现渗漏应随时更换。

5. 尿路造口导管的护理小技巧

答：尿路造口术后早期，尿路造口处通常有两条细小的引流管，叫作输尿管支架管（图 3-35），它们分别放置于左右两侧输尿管内，用于将尿液引出体外，防止尿液引流不畅、肾积水等并发症发生。输尿管支架管一般在术后 10 ～ 14 天拔除。在更换尿路造口袋时，应注意不要用力牵拉导管，避免导管滑脱、移位。应顺行低位放置在造口袋内，防止打折或过度弯曲，避免阻塞导管或者尿液反流引发尿路感染。

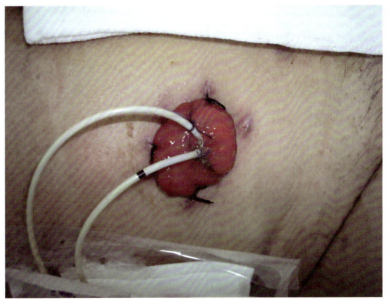

图 3-35 输尿管支架管

6. 旅行时如何选择造口袋

答：尿路造口患者外出活动时，也许会发生造口袋渗漏的尴尬情况。因此，尿路造口患者的护理用品及造口袋必须随身携带。外出旅行应携带足量的造口护理用品，以便发生意外时应急使用。外出旅游时建议选择一件式造口袋，因为一件式造口袋和底盘不可分离且底盘比较柔软贴身，使用时可直接将造口袋贴于腹壁，操作较两件式造口袋更简便、更省时，免去了清洗造口袋的不便，价格也比两件式造口袋便宜，分量轻且携带方便。

坐飞机旅行时，请尽可能把造口袋和相关附件产品随身携带，也可将造口底盘提前裁剪好或者使用免裁剪的底盘。为了避免过海关或者行李检查时出现问题，可提前请您的医师开一份说明，证明您需要随身携带造口相关护理用品、造口袋和药物。

7. 尿路造口袋如何清洗除味

答：如果您佩戴的是一件式尿路造口袋，则不可以重复使用。如果为两件式造口袋，底盘不可以再重复使用，因为使用过的造口底盘黏胶黏性会降低，不能保证再次使用粘贴的牢固性；而配套的造口袋则可以换下清洗晾干后继续使用，直至出现破损。

两件式造口袋的清洗方法：造口袋主要用于收集尿液及其他分泌物，保持清洁即可。将造口袋同底盘分离后取下，直接用流动的水清洗，冲洗时可选用温和洗剂，如沐浴露或洗手液。不宜使用刺激性强的清洗剂，如洗衣粉等，以免损伤造口袋的薄膜。避免用开水或温度高的水清洗，以免造口袋遇热变形老化，清洗后将造口袋置于阴凉处晾干，不可暴晒。清洗过程中应注意检查造口袋抗反流功能是否完好，可模拟尿液流入造口袋的过程，将清水倒入造口袋，再将造口袋倒转，检查是否有反流现象；若无水流出，则说明造口袋的抗反流功能完好。

8. 尿酸结晶如何处理

答：尿酸结晶是尿路造口最常见并发症之一。也是尿路造口患者特有的并发症。即尿路造口患者的造口或造口周围皮肤上有沙砾样的白色粉末晶体黏附。正常情况下，尿路造口排出的尿液酸碱值（pH）呈弱酸性（5.5～6.5）。饮食的酸碱度会影响尿液的 pH 值，若进食蛋类、鱼类、瘦肉、动物内脏、核桃、花生等酸性食物，则尿液呈酸性；若进食菠菜、绿豆芽、芥菜、杏仁等碱性的食物，则尿液呈碱性。当机体摄入较多的碱性食物，水分摄入不足时，尿液呈浓缩状态，尿酸浓度增高，形成晶体析出。尿酸结晶可用稀释的醋酸溶液（5% 醋酸或白醋和清水按 1:3 容积比例稀释）局部湿敷，约 20 分钟后擦拭，如果结晶已黏附于尿路造口黏膜上，可使用稀释的醋酸溶液冲洗黏膜，每日 2 ～ 3 次，再用清水清洗。清洗过程中要注意动作轻柔，使用柔软的清洗材料，避免出血。

9. 输尿管皮肤造口护理有哪些注意事项

答：输尿管皮肤造口术相对于回肠膀胱造口术是一种简单、安全的术式。适用于预期寿命短、有远处转移、姑息性膀胱切除、肠道疾患无法利用肠管进行尿流改道或全身状态不能耐受手术者。由于输尿管直径小，皮肤缝合后易生长瘢痕，术后放置输尿管支架管可预防发生造口狭窄，但也易发生输尿管支架管堵塞。建议造口患者每天饮水量大于 2000 ml，达到自然冲洗的作用。随着术后饮食恢复，患者体重增长过快，腹壁脂肪增厚，可能会出现造口回缩现象。所以进行体育锻炼、均衡饮食、控制体重是预防造口回缩的关键。

输尿管皮肤造口几乎与腹壁平齐或只有微小隆起，容易引发造口周围刺激性皮炎发生，建议在清晨更换输尿管皮肤造口袋。更换造口袋时，取平卧或半卧位，用棉球或者干软布放置在输尿管皮肤造口上吸收尿液（图 3-36），使造口周围皮肤暂时干燥。建议选择凸面或微凸底盘加造口腰带，最后用弹性腹带加固造口用品及腹部。如果输尿管皮肤造口周围皮肤凹凸不平，可适当合理使用造口附件产品，如用防漏膏等填平皮肤褶皱凹陷处。

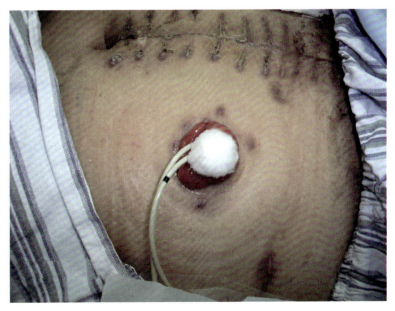

图 3-36　用棉球吸收造口上的尿液

10．尿路造口什么时间更换造口袋最好

答：一天之中，宜选择晨起还未进食水前更换造口袋，因为此时尿液排出较少，便于更换。另外，应当有计划地进行更换造口袋。无论是一件式造口袋还是两件式的造口底盘，佩戴时间都不建议超过 5 天。如果造口底盘出现渗漏，则需立即更换。

11．造口周围出现"鼻涕样"的东西正常吗

答：从尿路造口排出的"鼻涕样"黏稠分泌物（图 3-37）是正常现象。这是因为手术中使用了一段肠管作为患者新的"膀胱"，但是肠管的功能依然存在，会分泌黏液，这些黏液大多是淡黄色或者白色，对身体无害。

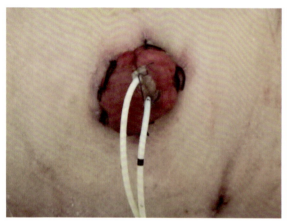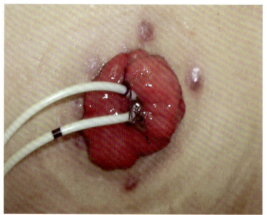

图 3-37　黏稠分泌物

12．是不是越贵的尿路造口产品越好，黏性越强、粘贴时间越久越好

答：目前市场上造口产品种类繁多，价钱高低不能作为产品质量好坏的唯一标准。黏性强固然好，不容易漏尿，但是揭除时也不容易取下。只一味追求粘贴时间长、更换底盘次数少、花费少，而怕麻烦、怕花钱，导致造口周围皮肤出现并发症，进而再进行治疗会得不偿失。每个造口患者情况不同，可根据自身喜好选择适合自己的造口产品，有计划地更换造口底盘。建议每 3 ～ 5 天更换 1 次造口底盘，有利于造口周围皮肤的保护与保养。

七、造口问题

1．什么情况下需要扩肛

答：当皮肤造口缩小而看不到肠黏膜时，或者外观正常而指诊时肠管周围组织紧

缩，手指难以进入，俗称"箍指"，这种情况需要在专业人士指导下进行扩肛。不严重者，可用手指或扩肛器扩开造口，但注意不可损伤造口。方法是从小指开始进行扩肛（图 3-38），慢慢好转后改用示指，每次扩肛时涂抹润滑剂轻轻进入造口，停留 2 ～ 5 分钟（图 3-39），每天 1 次，需要长期进行。

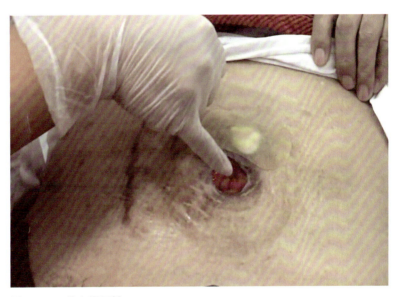

图 3-38　从小指开始

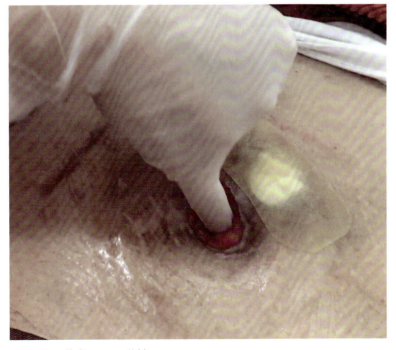

请扫码观看什么情况下需要扩肛的详细讲解视频

图 3-39　停留 2 ～ 5 分钟

2. 如何判定造口处皮肤出现问题

答：每次更换造口袋时都应该检查造口周围皮肤情况，造口周围皮肤颜色应与腹部对侧皮肤一样（图 3-40），如发生皮肤颜色改变及出现红、痒等情况应查找引起的原因，给予对症处理。

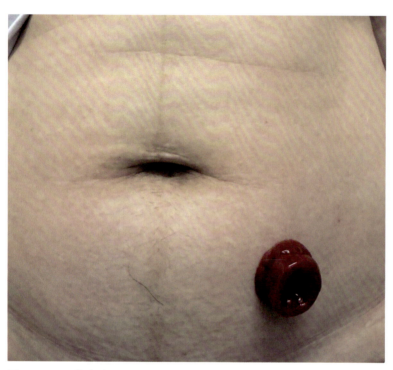

图 3-40　正常皮肤

3. 如何查找判定过敏源

答：在患者应用保护膜或底盘之前，可以事先取一小块保护膜或底盘贴于耳后，几个小时后，观察有无不良反应，如果揭下样品后，皮肤有红、痒等症状，说明其对相应用品过敏。

请扫码观看如何查找判定过敏源的详细讲解视频

4. 造口黏膜分离怎么护理

答：部分浅层分离，擦干后，撒造口护肤粉、涂防漏膏、贴造口袋；完全深层分离用藻酸盐填充伤口；完全分离合并造口回缩者用凸面底盘加腰带。通过饮食和药物控制血糖，严密监测血糖。造口底盘每天更换，渗液多者酌情更换。皮肤、黏膜分离处愈合后，指导用手指定期扩肛，预防造口狭窄，严重者需要到造口门诊诊治。

5. 造口水肿怎么护理

答：（1）轻者休息；重者用 50% 硫酸镁或 3% 生理盐水湿敷，每天 3 次，使用两件式造口袋。

（2）术后早期造口底盘内圈稍大。

（3）更换造口袋时检查支撑管情况。

（4）严密观察造口黏膜情况，避免缺血坏死。

6. 造口溃疡怎么护理

答：造口发生溃疡时，可用造口护肤粉喷撒在溃疡处，注意观察造口情况。

7. 造口脱垂怎么护理

答：选用一件式造口袋，以能容纳脱垂肠管为准；底盘内圈以突出肠管最大直径为准；袢式造口远端脱垂回纳后用奶嘴固定在底盘。结肠造口者，排泄物排空后以腹带或束裤支撑固定。教会患者自行回纳肠管，患者应避免剧烈活动。脱垂的黏膜有溃疡、坏死，伴旁疝时应手术治疗。

8. 造口旁疝怎么护理

答：选用一件式造口袋，待疝回纳后加用造口疝腰带，勿增加腹压，控制慢性咳嗽，注意观察有无肠梗阻症状（图 3-41）。

请扫码观看造口旁疝怎么护理的详细讲解视频

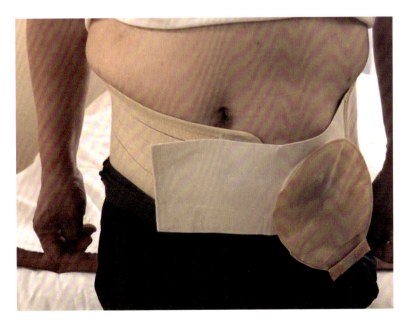

图 3-41 造口疝腰带的使用

9. 造口回缩怎么护理

答：应选防漏膏填平造口回缩部位（图3-42），用凸面底盘加腰带固定（图3-43），以抬高造口基底部，使黏膜底部被动抬高，保护皮肤不受排泄物刺激，肥胖者应减轻体重。必要时用手指扩张预防狭窄。

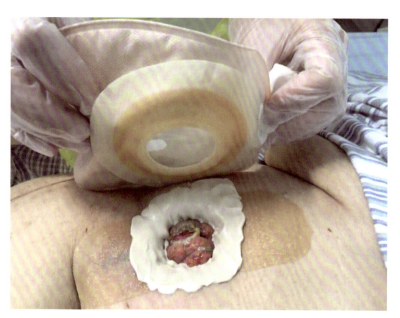

图 3-42　应用防漏膏及凸面底盘

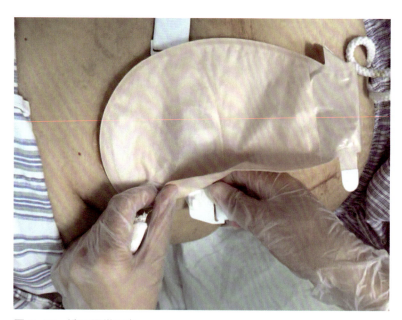

图 3-43　造口腰带固定

10．造口变大怎么护理

答：在术后初期，一般造口都处于水肿期，造口相对较大，不好护理，这种情况可以选用较大底盘，配相应造口袋可以解决这个问题。

11．造口位置偏低怎么办

答：在粘贴造口袋后，建议穿宽松的裤子，并且当有一些排泄物后要及时倾倒，防止发生渗漏；其次，避免剧烈活动。

12．造口位置皮肤有褶皱怎么办

答：在清洁完造口周围皮肤待干后，可以用防漏膏涂在皮肤凹陷处，使皮肤处于同一平面上，然后再粘贴造口袋即可固定牢固。

13．造口术后如何预防肠梗阻

答：规律饮食，饮食清淡易消化，忌暴饮暴食，禁食硬食、黏食及易堵塞造口食物（如粗纤维蔬菜、带皮豆类、大枣等），保持大便通畅，适量活动。

14．造口术后肠梗阻的处理方法是什么

答：及时就诊，遵医嘱禁食，应用缓泻药、灌肠等，如果没有缓解，需要住院治疗。

15．如何处理肠头草莓样的小红点儿

答：这是常见的造口并发症之一——肉芽肿，多因造口的缝线残留刺激而引起，个别也会因造口底盘剪裁过小长期摩擦刺激而引起。为避免发生肉芽肿，应及时拆线，底盘大小裁剪要适宜。如发生此情况，可去外科门诊找造口治疗师或医师将其清除。

16．造口周围皮肤能用消毒剂消毒吗？如何清洗造口处的皮肤

答：造口周围皮肤不需要用消毒剂或乙醇来消毒，这些会使造口周围皮肤过于干燥而容易受损。再者造口本身是排放粪便通道，不需要消毒来保持无菌，只需用擦手纸或软毛巾或柔韧的纸巾（清水弄湿）来清洗，动作轻柔，将黏附在造口周围皮肤上的排泄物清理干净，也可在沐浴时完成。尤其是残留在皮肤上的黏胶也要清除干净，以免影响下一次底盘的粘贴。

请扫码观看造口周围皮肤能用消毒剂消毒吗？如何清洗造口处的皮肤的详细讲解视频

17．造口术后如何护理肛门处

答：术后可以温水坐浴，放松心情，多和其他造口患者沟通交流，转移注意力。

18. 造口术后如何进行腹肌训练，防止过胖导致造口凹陷

答：指导患者术后第 8 周开始进行锻炼。

（1）腹肌锻炼（仰卧起坐）：方法是患者仰卧躺在床或地板上，双小腿屈膝，双上肢伸直，手指触及足跟，然后收腹使肩背部离开床或地板，同时肩部朝膝部移动，每次尽量放慢速度以延长时间，至少用 1 秒时间抬高肩膀、1 秒保持姿势，以及 1 秒时间返回，重复做 10 ～ 20 次。

（2）下腹部锻炼：方法是患者取坐姿，背部挺直，深吸气，呼气时尽力往回收肚子，注意不要屏气，保持 5 分钟或尽量长的时间，重复做 10 ～ 20 次。

19. 造口术后如何查找侧漏原因及解决侧漏的问题

答：找出造成侧漏的原因，观察底盘浸渍的位置，找到对应的造口周围部位，查看是否有皮肤凹陷或不平整，给予对症处理，如在不平整皮肤处涂抹防漏膏或使用防漏贴环垫平。若因为皮肤没有充分晾干就粘贴了造口袋而导致的渗漏，应将皮肤充分晾干再佩戴造口袋。

20. 临时造口回纳前的准备工作有哪些

答：身体状态恢复良好，各项检验指标无明显异常，各项检查符合回纳条件。

21. 临时造口回纳后的肛门怎么护理

答：首先做好肛周皮肤的清洁，可用温和的沐浴露或肥皂来进行清洗，不宜使用含有太多香辛料和乙醇的肥皂；清洁工具选用柔软的毛巾或洁肤巾。清洁时避免用力擦拭，宜采用拍打的方式，如肛周有潮红，可喷撒皮肤保护粉，同时穿戴纸尿片来随时收集渗漏出来的粪便。一旦皮肤损伤，应及时回医院处理。

22. 临时造口回纳后大便不受控制怎么办

答：患者术后大便控制不住、肛门收缩力下降会给患者带来痛苦，因此，有效提肛运动对肛肠疾病术后患者肛门收缩力及控便力的恢复至关重要。有效提肛运动是指肛肠疾病患者术后第 3 天开始行肛门收缩运动，即在全身肌肉放松的情况下，深吸气同时肛门用力收紧 5 秒，深呼气同时肛门放松 10 秒，每日早、中、晚各做 50 次。

八、复诊就医

1. 什么情况下造口患者需要到门诊复查

答：（1）遇到造口及其周围皮肤问题：如肠黏膜颜色改变、出血或颜色变黑，周边皮肤发红、发痒、破溃、有小红点，以及造口小影响排便、肠管脱出。

（2）造口产品使用问题：如造口袋的选择、造口袋的使用、造口袋内排泄物的排放、造口袋的清洗、附件产品的使用、造口产品的购买及产品的保存等遇到的问题。

（3）造口问题：如腹泻、造口袋渗漏、造口食物梗阻等。

（4）心理问题：如焦虑、恐惧等。

（5）日常生活问题：如运动、饮食、穿衣、性生活、工作、社交活动、旅游等与造口术后日常相关的问题。

2. 常规复查时造口患者需要注意什么

答：每次复查时均要携带造口袋一套、卫生纸及平时使用的附件用品。快轮到自己就诊时，可以事先把排泄物倾倒干净，就诊时要把自己平时遇到的问题，包括饮食、活动、皮肤情况，以及居家护理等日常相关问题，积极地向专家咨询，以便专家及时对您进行指导。

3. 术后多长时间需要复查

答：出院后 1 周或 2 周、1 个月、3 个月各复查 1 次，以后每 3 个月复查 1 次，2～3 年内每 3～6 个月复查 1 次，之后每半年到 1 年复查 1 次，有问题随时就诊。

请扫码观看术后多长时间复查一次的详细讲解视频

4. 造口患者复查时怎样选择造口袋

答：造口患者复查时选择何种造口袋，宜在门诊造口治疗师的指导下进行，结合造口类型、手术后时间、结肠造口本身及周围皮肤情况，以及希望造口袋留置天数、经济情况及其生活质量的要求等综合考虑，选择适合自己的造口袋。